フットケアの大切さがわかる!

地域で働く介護・看護職員のためのケア読本

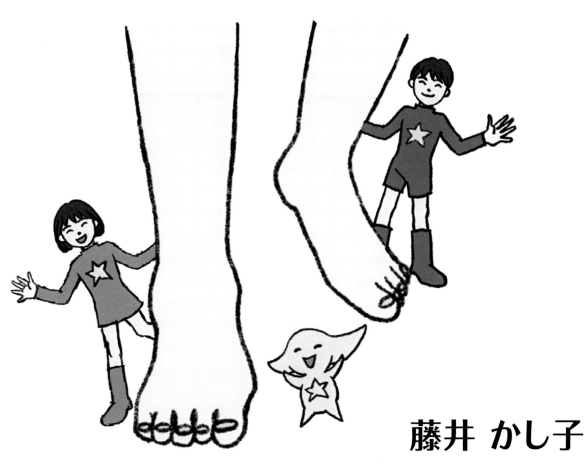

藤井 かし子

監修　菰田 拓之

イラスト　野田 文子

三恵社

生まれてから死ぬまでにはいろんなことがありますね。
思わぬ病気になることや、事故にあうこともあります。

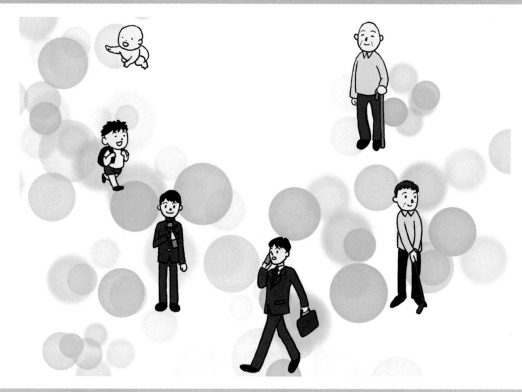

私たちは日々の生活で、足を使って生きています。

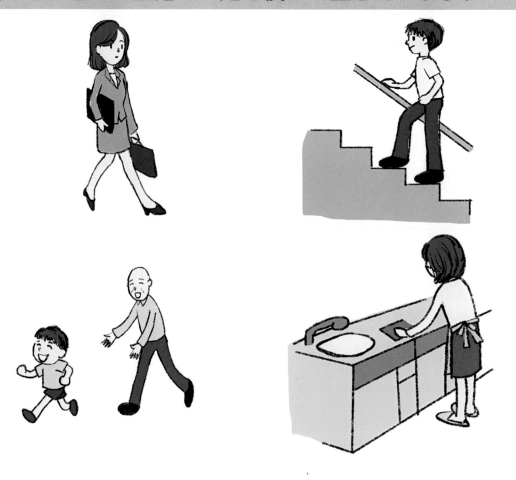

口を使って生きています。

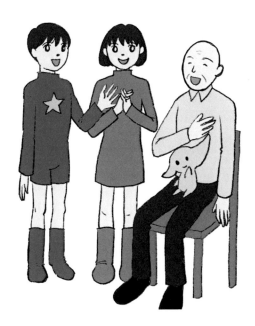

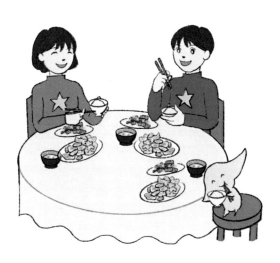

はじめに

　地域で暮らす高齢者の方々が、住み慣れた居宅で過ごすには、歩ける足を守ることがとても大事です。たとえ思ったように歩けなくなったとしても、足をケアすることは生命の質を守ることにつながります。足のケアを怠ると、日常生活を維持する上で、様々な問題が生じてきます。例えば、足の爪が厚く(肥厚爪)なったり、巻いたような形(巻き爪)になると、歩行が不安定になり、転倒の原因になることもあります。足に痛みや不快感が生じて放置しておくと、歩くことが億劫になり、運動不足になってしまいます。高齢者の中には、視力や身体の可動性の低下、指が動きにくいとか手が震える等の理由から、ご自分で思うように足のケアをできない方も多くいらっしゃいます。看護・介護職員の皆様は、高齢者の身体に直接触れる機会も多く、足のケアの必要性を実感する場面に遭遇することも少なくないと思います。

　筆者は、2019年に居宅サービス事業所(訪問看護ステーション、デイサービス、デイケア)の看護・介護職員の皆様、利用者の皆様にご協力をいただき、足に関する研究をしました。その際、足に関しての幅広い知識と技術をもつ医師や研究者、フットケアの専門家と相談しながら、看護・介護職員さん向けのフットケアの知識と技術に関する教材をいくつか作成しました。

　パワーポイントを使用したスライド、基本的なフットケアを学べる動画、利用者さん向けに使用していただく紙芝居、施設の学習用フットケアノート、ワンポイントアドバイスカード、アセスメントシートなどです。本書は、その時に作成したフットケアノートを加筆したものです。デイサービスのスタッフさんに読んでいただき、修正をしました。また、フットケアの専門家の先生や足に詳しい医師からアドバイスをいただき、修正を重ねて出版することになりました。

　筆者が行った調査結果では、多くの看護・介護職員さんが、足の観察やケアに関心があり、足のケアについてもっと知りたいと感じていることがわかりました。しかし、他の業務が忙しく、マニュアルや学ぶ機会もないので、足のケアまで手が回らないという実状が明らかになりました。そこで、本書は、たくさんのイラストを取り入れて、フットケアの基本的な知識と技術を得られるようなマニュアルのつもりで作成をしました。

　足のケアをして、歩ける足を守ることは、全身の体力の維持にもつながります。日本では、誤嚥性肺炎が多いことが問題になっています。2020年度の人口動態統計

では、死因の5位が肺炎、6位が誤嚥性肺炎です。分けて統計を出していますが、合わせると死因の第4位になります。国際的に比較しても、誤嚥性肺炎で亡くなる確率は、非常に高いのです。のどは空気と食べ物の分かれ道です。呼吸と嚥下の切り替えには、喉頭蓋の周りののどの筋肉が鍵になります。老化で筋肉が衰えると、のど仏が十分にあがらないので、蓋がしっかり閉じれないのです。食べ物や唾液などの異物が気道に入りそうになっても、「ゴホン」と吐き出せればしめたものです。それには、全身の力がとても大切です。

　そこで、本書では、地域で働く看護・介護職員さんがケアをする上で必要な情報として、付録に口腔ケアとのどケアもとりいれました。現場では、口腔ケアに注目が集まりつつありますが、のどのケアをしっかり行い、飲み込みの練習をすることも大事です。本書は「肺炎がいやなら、のどをきたえなさい」の著者、気道食道科専門医西山耕一郎先生よりご助言をいただきました。西山先生も言われていますが、誤嚥性予防には飲み込む力、呼吸をする力に加えて全身の体力を維持することが大事です。誤嚥しても、足を毎日ケアして、よく歩き、体力をつけていけば、異物を吐き出す力をつけることができます。

　本書の出版にあたり、多くの方々にご協力をいただきました。巻末の謝辞にお名前を記載させていただきました。イラストは、野田文子先生にお願いしました。本書の序章では、フィンランドの足の専門家・研究者であるMinna Stolt先生、筋萎縮性側索硬化症(ALS)の難病を抱えながらも希望をもって生活し、人々にも希望を与え続けている医師の太田守武先生など、数人の方々から地域で働く看護・介護職員さんへのメッセージをいただきました。介護やフットケアに関するエピソードが掲載されています。いつも手元において活用していただけましたら幸いです。

藤井かし子
大学卒業後、証券会社を経て米国に留学。米国の大学院で行政学修士取得。その後、米国の大学で看護学学士取得。米国の病院で看護師として勤務後日本に帰国。日本の看護師免許取得後、大学病院、訪問看護ステーションに勤務。現在、大学教員(東京情報大学　看護学科)。訪問看護ステーション勤務時にフットケアの重要性を認識し、フットケア指導士、フスフレーガー(足の療法士)の認定を得る。実務や研究、ボランティアの場で在宅高齢者を対象としたフットケアを展開する。本業の傍ら、様々なボランティア活動(災害ボランティア、ケアリングクラウン、路上生活者支援)に参加。2021年3月看護学博士取得。現在、「忍者の健康法」「嚥下機能改善の運動方法」「フットケア」「口腔ケア」「呼吸法」等を含めた総合的運動プログラムを開発し、展開中。

目次：

第1章

現場や研究で活躍する方々の
メッセージと海外のフットケア事情

1-1 ALS（筋萎縮性側索硬化症）を抱えながらも、希望を持ち、希望を与え続ける

太田守武

　私は訪問診療医として働いていた時、地域においていかにチーム医療をレベルアップできるかを大事にしていました。元々人懐っこい性格で、医学部時代も医療福祉系サークル「かぼすの会」を創設し、医学生だけでなく看護学生や福祉学生などと共に学んできたことがチーム医療に活かせたと思います。

　私が創り上げたチーム医療のネットワークは、3つの総合病院、5つの訪問看護ステーション、3つの訪問薬局、訪問歯科、多数のケアマネージャー、訪問入浴事業所、訪問介護事業所、訪問栄養士、福祉用具貸与事業所などとの連携でした。チーム医療の肝は、やはり密な人間関係ですから、私が大切にしたのは2つ。1つは私の個人携帯の電話番号を伝え、24時間患者さんも連携している各職種も遠慮なくかけていいことにしました。そうすることで患者さんの異変に早く気付くことができ、適切な対応ができました。2つ目は連携している各職種の皆さんの人となりを知るために、よく一緒に飲みに行っていました。熱く語ったり、馬鹿話をしてみたり、飲みニケーションはチームとなるために必須でした。ケアマネージャーの勉強会に参加したりすると、医師が何でと驚かれましたが、そうした出逢いもチーム造りには欠かせないものでした。

　そうしたネットワークが出来上がった頃に、東日本大震災が起こりました。私はその惨状を目の当たりにして、2011年から各被災地へボランティアに行っていました。訪問診療をしているか、東北にいるかの生活でしたので、疲労困憊だったのは確かです。この頃にALSを発症したと考えられていますが、足を引きずりながらも被災地復興のために支援するのは医師として人として当然の務めだと思っていました。

　全国から医療福祉系の学生を募り、ボランティアツアーを組んで、ボランティアをするだけでなく被災された方々のお話を聞いたり、災害時の対策をみんなで考えたりしました。

　ボランティアを続けていましたが、次第に歩行困難となり、2013年に訪問診療を辞め車椅子生活となり、老健の施設長になったものの進行は止まらず、2014年に手で聴診器が持てなくなったところで医師を引退。ALSと確定診断され、絶望の末自宅に引きこもりました。

　そこから約1年は死に囚われ、妻や幼い息子とも話すのを拒み、どうやって死ぬかを考える毎日でした。この間の記憶はほとんどありません。それどころか、以前の楽しい記憶すら消しており、自分の存在自体否定していたのだと思います。ALSという病は、全身の運動神経を侵すため、徐々に手足が動かなくなり、呼吸もできなくなります。その恐怖感はとてつもなく、治療法もないことから、精神的に追い込まれる患者さんが大半で、生きる希望を持てずに延命を拒むのが約8割という悲しい疾患です。私も延命拒否でした。

　しかし、私を死の呪縛から救い出してくれたのは、家族、大勢の仲間、ケアマネジャー、訪問看護師、そして訪問診療医でした。引きこもっている私に、家族や仲間が絶え間なく声をかけ続けてくれました。ケアマネージャーや訪問看護師が半ば強引にALSの方の講演に連れ出してくれました。そのおかげで生きるのも悪くないかもしれないと思い始めた矢先、訪問診療医から八千代市市民フォーラムで講演して欲しいと打診されました。悩んだ末に引き受け、か細い声を精一杯出し、医師としてALS患者として思いの丈を全身全

霊で話しました。鳴り止まない拍手と多くの人からの涙ながらの励ましが私を目覚めさせてくれました。

市民フォーラムのまさにその日から無料医療相談をすることを決め、NPO 法人 Smile and Hope を設立しました。途絶えていた被災地支援も再開しました。東京情報大学看護学部の先生方や学生達と共に、被災された方々への無料医療相談やレクリエーションを行っています。心と心の触れ合いは、学生達の人間性を高め、良い医療者となる足掛かりとなると信じています。熊本地震の被災地支援にも行くようになりました。四肢麻痺で人工呼吸器を装着してはいますが、東北には大型バス、熊本には飛行機で行きます。ALSだって自宅で過ごし、旅行もできるんです。生きる希望が私を奮い立たせてくれました。

しかし、無料医療相談では苦しんでいる多くの患者さんの声が止みません。医療福祉従事者から、人工呼吸器はお金持ちしか付けられない、施設で寝たきりの生活になるなど、誤った情報を伝えられている患者さんもおり、生きる希望を持てない社会だと痛感させられました。医師としてこのままではいけない、生きる希望を持てる社会にすることが私の使命だと悟りました。

ALS は人工呼吸器を装着すると声を失います。手足を動かせなくなればコミュニケーションが取れなくなります。それこそ生きる希望を持てなくなるため、私は目と目だけでコミュニケーションが取れる「Wアイクロストーク」という手法を開発しました。最速のコミュニケーション方法であり、文字盤やパソコンも必要なく、災害時を見据えて作り上げました。また、重度障がいがある方でも災害時に避難できるように「災害時特殊避難セルフマニュアル」を作成し、「災害時特殊避難訓練」も行っています。

訪問診療医として地域医療に携わってきましたので、その経験と ALS 患者としての体感を活かし、NPO 法人 Smile and Hope に続き、株式会社かぼすケアを立ち上げ、「訪問介護かぼすケア」、「かぼすケア訪問看護ステーション」を開業しました。理念は、医療特化型介護士の育成、医療福祉の弱点である重度障がい、小児、精神の3本柱に特化したサービスを行うことです。事業所内の連携はもちろん、地域における各職種との連携も大切にし、誰もが安心して暮らせる社会となるよう努力しています。

死を望んだ私が今生きており、訪問診療医としての経験が今地域に活かせています。数奇な運命ですが、生かされたこの命を苦しんでいる人々のために捧げたいと思います。

そしていつの日か、医師として訪問診療医として復活します。

生きる希望の光を灯し続けるために。

NPO 法人 Smile and Hope　理事長
株式会社かぼすケア　代表取締役

太田守武

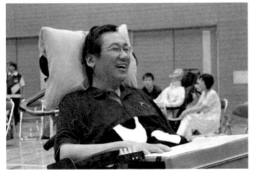

太田　守武
千葉県出身。早稲田大学理工学部・大学院に入るも医師を目指す決意をし、大分大学医学部医学科へ入学。卒業後、総合病院の勤務を経て相模原市で訪問診療医として従事。その間2011 年に難病の筋委縮性側索硬化症（ALS）を発症。一時は生きる気力を失うも、周囲の励ましによって再起。現在は、NPO 法人 Smile and Hope の理事長及び、株式会社かぼすケアの代表として、同じ難病患者や震災被災者の支援に取り組んでいる。

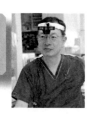

　耳鼻咽喉科に入局すると、病棟には頭頸部腫瘍の患者さんが多数入院されていました。長時間手術後の唾液誤嚥性肺炎、化学放射線治療中の食物誤嚥性肺炎、胃食道逆流と嘔吐による誤嚥性肺炎を頻繁に経験しました。当時は誤嚥性肺炎の主因は唾液誤嚥だけとされ、口腔ケアで防げるとされていました。この時期に救命救急センターをローテーションし、後年教授に就任される呼吸器内科の筆頭講師が、前記の説を否定されていたのに衝撃を受けました。この時の疑問が、今の仕事をするきっかけとなりました。

西山　耕一郎

耳鼻咽喉科医、頭頸部外科医。医学博士。西山耳鼻咽喉科医院院長　東海大学客員教授、藤田医科大学客員教授　日本嚥下医学会相談医　日本摂食嚥下リハビリテーション学会認定士　横浜嚥下研究会世話人代表。
2004年に先代から継承し横浜で開業し、地域に根付いた診療を続ける。複数の施設で嚥下外来と手術を行うかたわら、大学医学部や看護学校、言語聴覚士養成校で教鞭をとり、学会発表や講演会、医師向けのセミナーで啓蒙活動を行っている。著書に大ベストセラー『肺炎がいやなら、のどを鍛えなさい』『肺炎がいやなら、ご飯に卵をかけなさい』（以上飛鳥新社）、『誤嚥性肺炎で死にたくなければのど筋トレをしなさい』（幻冬舎）、『誤嚥性肺炎にならない35の習慣』（宝島社）、『高齢者の嚥下障害診療メソッド』（中外医学社）がある。

1-3 足の健康を守ることの重要性　　Minna Stolt

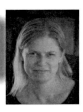

Foot health is important to promote safe walking and functional ability. However, in older people, there are many foot problems that decrease their quality of life and hamper daily functioning. These problems are such as dry skin, corns and calluses in the sole of the foot, thickened toenails, hallux valgus, flat foot and foot pain. Regular assessment of foot problems helps to identify potential foot problems and monitor the status of foot health. Foot health assessments should be done on regular basis and each health care person who is caring for older people should have competence to assess foot skin, toenails, foot structure and foot pain in older people. Based on assessments, care responding to older individuals foot health need could be implemented. Timely and adequate foot care services, such as podiatry, for older people is part of general health care and should therefore be provided regularly (for example 3 times per year) to every older person. In addition to basic foot care, lower extremity muscle strength and joint mobility should be promoted to support safe walking and ability to conduct daily activities.

Minna Stolt,

PhD and docent in nursing science, is currently working as university lecturer in the Department of Nursing Science at the University of Turku in Finland. Her professional background is in podiatry. Her research area, *Function and health - from foot to head*, focus on health from functional perspective. She is interested to evaluate patients' functional health, quality of care and rehabilitation in different levels of health care, patients' own strategies to care for and promote their own functional health and to evaluate the competence of health care professionals to provide care and rehabilitation. Strong basis for research lies in foot health research in different age groups and contexts. She has published over 110 scientific articles, four textbooks, 75 articles intended for professional communities and more than 170 conference abstracts. She has supervised one doctoral thesis and 25 master's theses in nursing science. Dr. Stolt have active international networks in research and she is currently a member of the Scientific Committee of the International Federation of Podiatrists. Dr. Stolt is Fellow of the Faculty of Podiatric Medicine at the Royal College of Physicians and Surgeons in Glasgow and Fellow of the European Academy of Nursing Science.

1-4 2000年からフットケアサロンとスクールを開き現在にいたる

山道いずみ

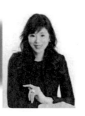

　私自身は、足が大きく（27cm）当時、履く靴が無く、無理やり靴に足を合わせて靴を履いていたこともあり、足のトラブルが多くフットケアの重要性を感じ、ポドロジーの技術を取得しました。本場ドイツでの研修を経験しましたが、日本で提供できる施術に限界があるのを感じ、新たにオートペディシューテクニックの技術を学びました。縁がありドイツハノーバー国立連邦オーソペディシューマイスタ学校でフスフレーゲを学ぶきっかけをいただきました。

　その際、感じた事はフットケアだけでは限界があり足裏のアーチを整えない限り根本の改善にはならないという事でした。

　何とか、この技術を日本に広げ多くの方に知っていただきたいと思い2000年にフットケアサロンとスクールを開き今に至っています。

　その後、シューフィッター資格を取得しフットケアにプラスしてコンフォートシューズとオーダーパンプスの販売もしています。

　やはり、足のトラブルを改善するには、足裏アーチを整える必要があります。

　足裏アーチを整えるには、テープによるアーチバランストリートメントやインソール又はアーチパットなどがありますが、足裏アーチを乱すもののひとつに、靴が大きく関与しています。

　そして、歩き方や日々の悪い姿勢も大きく影響します。日本人に足のトラブルが多い訳は正座の文化と下駄草履の内股すり歩きが少なからず影響していると言えます。

　足の現状のトラブル、たとえば、角質・魚の目・巻き爪などをケアで改善し、足裏アーチを整え、そして、ご自分に合った靴と正しい歩き方、正しい姿勢の提案までが揃って、初めて本当の意味での根本の改善に繋がると考えます

　サロンではここまでの改善を行い、スクールではここまでの指導を行っています。

　フットケアに携わり20数年の月日が過ぎましたが、いろんな方々との出会いと多くの経験をさせていただいたことで、足の痛みをやわらげ、トラブルが無い日々をおくっていただくお手伝いができるようになったことを、心よりうれしく感謝し、これからますます尽力したいと思っています。

山道　いずみ

ドイツヘルムートルックポドロジー留学
ドイツ連邦国立オートペディシューテクニックハノーバー校フスフレーゲ留学
オートペディシュー取得
シューフィッター資格取得
特許第64844号取得
足裏パット
特許第6781532号取得
ヒトパピローマウイルスに起因するイボ用の薬液及びその製造法
㈱ロワ　フット専門店ロワ代表
一般社団法人　日本フットケア・フスフレーゲスクール理事長
日本フスフレーゲ協会理事長

1-5 米国　ニューヨークで見た障害がある方への フットケア

西川まり子

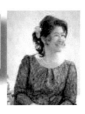

　脚の健康は、私たちにとりまして日常の生活に深くかかわる重要な問題です。これは、自分で十分ケアすることが難しい人々にとりましても同じことでしょう。そのことを強く感じたのは、私が、ニューヨークのブルックリンにある St. Vincent Community Service という組織で、健康管理者として働いていた時のことです。そこは、IQ 20 以下の知的障害がある 15 名のグループホームで、入居者自身で日常生活を過ごすのが難しく、多くの方々の援助を受けながら生活をされていました。 特に、足の爪を切ることやシャワー時に足をきれいにすることは足の健康を守る上で重要であっても、ご本人の協力なしにはとても難しいことでもありました。アメリカでは、入浴ではなくシャワーが主流で、それぞれの部位をしっかりと洗うことが重要になります。なんとかシャワーは浴びていただくことができて、バスタオルで拭くことは可能でも、足の指をきれいにして拭くとなると逃げて行かれることが多いのです。

　その支援のために、私やケアされる皆さんで日々協力をして、入居者の脚の状態を観察し、Podiatrist（足の専門医）から 1 回／月程度、丁寧な往診と予防や治療（水虫など）を受けていました。さらに、皮膚の乾燥を防ぐために保湿クリームを塗布することも必要でした。このような診察は、ニューヨーク州の法の定めにより身体の他の診察と共に、重要なものとなっていました。入居者の皆さまは、お話ができませんでしたので、私とは簡単な手話で意思疎通しておりましたが、足の苦痛（手話では、苦痛のある時は、両手の人差し指を対角に合わせます）を訴えられる事はありませんでした。このようなケアにより、IQ が 20 以下の人も、脚の健康を保ちご自分の足に合わせて心地よい靴をはき、午前中は専門の学校に通い、午後は散歩を日課にされ健康に過ごし、人生を楽しまれていました。その散歩時の笑顔は、職場を去ってもう 18 年も経とうとするのに忘れられない貴重な思い出です。

西川　まり子
兵庫県豊岡市奈佐村出身。
農家の娘として生まれ、近所の幼稚園のそばにある診療所で、看護師さんやお医者さんの仕事を身近に見て、9 歳で看護師を夢見る。
関西医科大学看護学部（旧看護専門学校）を卒業後、関西医科大学病院と神戸中央市民病院に勤務。その後、ニューヨークのマウント・セント・ビンセント大学で健康保健教育、看護を学ぶ。さらにニューヨーク大学大学院で国際公衆衛生（MPH）、ジョンズ・ホプキンス大学大学院で疫学を学ぶ。その間に、ニューヨークの国連本部ではデータマネージメント、米国ＲＮの免許獲得後、ニューヨークのブルックリンにある St. Vincent Community Services で IQ 20 以下のグループホームで健康教育管理者として働く。帰国後は、アメリカ製薬会社の疫学者、広島国際大学大学院　准教授。2015 年から人間環境大学大学院　国際保健看護学教授として、学部に国際看護学、大学院博士課程後期まで国際保健看護学を設立。2017 年から日本ヒューマンヘルスケア学会編集長、2019 年から理事長。同時に 2008 年から東京大学大学院医学系研究科、国際地域保健教育に所属し研究に励み現在に至る。主な著書は、目で見る国際看護学ⅠⅡⅢ（DVD）、地域支援のためのコンパクト GIS（疫学）、国際誌の論文。主要な国際学会発表（約 60 論文）。すべて Web で検索可能。

1-6 子どもの足を守る活動　　　　福本貴彦

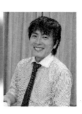

　足指の研究を長年やってきて、最近、子どもに水虫や外反母趾などの足部変形が多いことに気づきました。私が子どものころから水虫や足部変形ってこんなに多かったのでしょうか。知り合いの皮膚科医から子どもは大人と違い、靴と靴下での生活時間が少ないので水虫にはなりにくいと聞いたことが有ります。実際、私が子どものころは学校生活では体育、休み時間など、家での生活時間では屋内外を問わず何かと裸足になって遊んでいた覚えがあります。運動会前には保護者の方も見え、運動場の清掃を行い、意外とガラス片などが落ちているもんなんだなと思わされたことがありました。保護者のみならず地域ぐるみで『子どもの足を守る活動』がなされていたのだろうと思います。

　時代は流れ、この『子どもの足を守る活動』は変化していき、必ず靴を履く、靴を正しく履く、高機能を有する靴が登場する…といった方向へと変化していきました。活動の合理化とでもいいましょうか。

　この活動の合理化はよいことも多く含む半面、『子どもの足を守る活動』とは少し離れて行っている気がします。子どもに限らず、足を守る活動とは足が本来持ち合わせている機能を最大限に使用することにあると私は思います。体を支え、不整地でも安全に身体を移動することがそれです。

　足部機能を最大限に発揮する環境で、様々な動きを経験して育ち、一生機能を維持できるようにしたいものです。

TOKYO2020 MED staff PT
畿央大学大学院　健康科学研究科
畿央大学　健康科学部　理学療法学科
准教授　**福本　貴彦**

福本　貴彦
山口県出身。父の仕事の関係で山口、広島、福岡県育ち。主な言語は下関・北九州弁。九州リハビリテーション大学校を卒業した理学療法士。九州労災病院での臨床を経、九州工業大学工学部を卒業。医工(医学工学)コラボレーションを実践する。当時の九州労災病院スポーツ整形外科部長であった井原秀俊先生より『全身をみるためにはまず足指をみろ』という教えに開眼し、足指と身体機能の関係調査に取り掛かる。現在は畿央大学で教鞭をとるとともに、NPO奈良スポーツ育成選手を守る会理事、公益社団法人奈良県理学療法士協会スポーツメディカルサポート委員会委員長、同協会学校保健・特別支援担当委員会委員長として、スポーツ現場での足指機能を鍛え身体機能の向上に取り組んでいる。

1-7 日本には足や歩行に関する教育課程が必要

菰田拓之

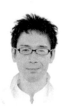

　足は二足歩行を行うために必要な大切な道具です。しかし、残念ながらその道具を日本人は有効に活用できていません。

　その理由は日本に足や歩行に関する教育課程がないためです。

　そのため自覚がないまま足変形や異常歩行を来たし、巻き爪、外反母趾、変形性膝関節症や下肢血流不全など、さまざまな障害を合併しているのです。

　全ての道具には定期的な手入れが必要であり、それを怠ると錆び、いずれは壊れてしまいます。足に対する手入れ、それがフットケアです。

　また道具は使わなくなると同様にくたびれます。足を使わない、つまり座位行動（座っていたり、横になっている状態）が多いと下肢筋力の低下や関節可動域低下をきたします。そのため歩きづらくなり、ついには歩かなくなります。

　日本は世界で一番座位行動が長いことをご存知でしたか？そして長い座位行動が肥満、糖尿病、心疾患につながり寿命が短くなることもご存知でしたでしょうか？

　足を見る文化のない、そして座位行動が多い日本ではフットケアを理解して行動することは重要です。健康的な足を守り、歩き続けることが長生きの秘訣です。

　さっそくフットケアを始めましょう。

菰田（こもだ）　拓之
千葉県出身。1998 年に東邦大学医学部を卒業後、同大学形成外科学講座に入局。大学在籍時にあし病医を志すことを決め、その後市中病院にて形成外科診療のみならず循環器診療にも研鑽を重ねた。現在は豊橋ハートセンターにて日本フットケア・足病医学会評議員としてのみならず、フットヘルパー協会顧問、非営利組織 Gi-Foot 代表としてあし病の診療と普及活動を行っている。

1-8 自分らしい生活を継続できるフットケアの推進　デイサービス管理者として思うこと　鈴木恵美子

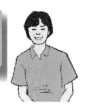

（著者がフットケアの研究にご協力をいただいたデイサービスを経営する（株）みなかの代表者さんです）

　藤井先生との出会いで歩くうえで、足先からのケアの大切さを細かく知りました。

　歩くために靴選びは大切です。歩くときの苦痛があれば原因追及はしますが、元気な方の足先から指、皮膚、傷、まで観察するフットケアは見落としがちな重大項目と知りました。藤井先生から、はじめにフットケア先進国での取り組みから勉強させていただきました。映像とテキスト、イラスト付きの教材で私たちでも理解しやすいものでした。

　まずは当社デイサービスでは楽しく、自宅でも出来る運動として裸足になり、誰もが知る歌に合わせて座ったまま足ダンスを実践しています。お互いの笑顔が見える円陣で曲に合わせてリハビリダンスです。これは指導側、参加者も笑顔にあふれること。簡単で、楽しいメニューのため繰り返しの実践がしやすいと思います。

　効果は大きく、指先、足関節が柔らかくなるために靴下、靴の脱ぎ着が自分でしやすくなる。歩きの姿勢がよくなりました。今では外の散歩リハビリも多くの方が参加できます。また体調不良が減り、デイサービスをお休みする方も激減されています。

　このたびの勉強で私たちも足、指先、かかとからの観察を大切にできるようになりました。

　大学は将来、社会に役に立つと思われることを研究されています。フットケア研究に参加させていただき、利用者と直接かかわる事業所も、社会貢献できると感じました。このような出会いがあったことに感謝いたします。

幸せの青い鳥はいずこに

　頑張り屋で少々気分屋のＡさんは、仕事のストレスがたまると、腰痛を発症します。今回は3日前から自己申請の療養休暇中でしたが、「腰痛のために転職しようと思います」と退職願いを提出しました。Ａさんは入社2年目の51歳。介護経験は5年程、当社は4回目の転職先でした。退職する理由はありますが、続ける理由も探せばあるはずです。責任者をしている自分の力不足を痛感しました。

　私は2つの介護事業所の責任者をしています。ＡさんがいるＢ地区の事業所には、3年前から関わっています。そこは在籍1年未満の退職者が後を絶ちません。残業はありませんし、有休は100％消化しています。もう1つの事業所は17年前からあるＣ地区の介護事業所です。ここは、残業はありますが、勤続年数10年以上の職員が複数います。離職率は低く、職員同士の絆の深さを感じます。

　介護は社会で重要な事業に成長しました。介護を生業とする理由は生活の維持以外に誇りと志が大切と考えます。勤続年数の長いＣ地区の事業所では毎朝「仲間を大切にする気持ち」とともに、「常に見本になり喜んでいただく介護」を確認しあいます。

　人は楽に流れるものですが「役に立ちたい、やりがいある仕事をしたい」という気持ちも持ち合わせています。理想でもいいので、自分が目指す介護をあなたの隣にいる仲間にぜひ話してみてください。あなたの仲間も忙しい日常だけに目がいき、忘れかけていた高い志を思いだすかもしれません。

　目の前の問題は逃げても、逃げても追いかけてくるのです。その問題は自分の壁を乗り越えるために起きた現象ととらえましょう。「置かれた場所で咲くこと」に気づくことも幸せです。今の居場所で「あなたの幸せの青い鳥」が羽ばたこうとしているかもしれません。皆さんの幸せを願っています。

株式会社みなか　鈴木恵美子

1-9 デイサービスからのお話
介護職員に聞いた　受けてみたい研修　鈴木恵美子

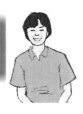

● 無意識にマスクを外してしまう認知症の方への対応

● リハビリや脳トレが徐々に出来なくなってくる方への新たなトレーニング方法

● 簡単でたくさんの人が取得しやすい認知症状への対応方法
（介護職員は、転職後無資格から始める方が多いのでどなたにでもわかる対応方法）

● コルセットの正しい装着方法
圧迫骨折をして大きなコルセットなどをはめてくる方が時々いるが、外す時の姿勢など知らない介護職員が多い。また在宅ではケアマネさんがいろいろな調整をしてくれるが、知識がない場合が多い。現場では看護師でも専門的な知識を持ち合わせないこともある。以前、整形外科勤務経験の看護師が介護職員の対応の間違えを発見して指導したケースがあった。

● 時間の上手な管理方法
介護職員は介護現場が得意な方が多いが、時間管理が苦手な人が目立つ。有効的な時間の管理方法や使い方のコツを知りたい。

● 最新の AI を活用した最新の介護現場

株式会社みなか　鈴木恵美子

1-10 お湯に浸かると、ふと思い出話を口ずさむ

加納塩梅

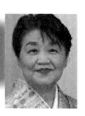

足浴本のエッセイ

現場の看護師だったころ、からだを拭いたり、足を洗ったり、爪を切ったりする時、患者さんがふとした思い出話しを口ずさみました。

私は、「ヘェ～」「フンフン」「ホォ～」「ヒェ～」「ハハハ！」と面白がって、その場の空気と時間の流れは至福の時でした。

「カンゴフサン、こんな話が面白いのかい」「ウン、面白い」。何が面白いって、見かけや記録で判断して思い込んでいたその方の人物像とは異なる意外性の発見とか、その方がほんの少しだけ見せてくれたもう一つの姿とか、いつも言っていることとは正反対の発言とかがポロポロと出てくるのですもの。ですから誰かが四角四面の人物評価をしたときなんか、「そうかなあ、こんな一面もあるんだから、決めつけない方がいいと思うなあ」とつぶやいていました。

20年位前、精神科の病院で看護部長をしていた時のこと、新しく入職した師長がため息をつきながらこんな愚痴を持ってきました。病棟ではお風呂の時間が決められていて、流れ作業のように入浴介助をしているのが師長には不満で、もっとゆっくりと入れてあげればいいのにと言うのです。私が「だったらあなたが自分でやって楽しんでしまえばいいでしょ！」と言うと、彼女は早速、翌日午前中から入浴介助係を始めました。

そこでは、患者さんのペースで介助すると決めて、患者さんのペースに合わせることを大事にし、自分も入浴介助を楽しむと決めました。ゆっくりとした時間が流れると、患者さんたちは、ぽつぽつと思い出話をしてくれたそうです。患者さんたちが話すことは、職員はもう知っていることばかりと思っていたのですが、ふと口にすると「エッ、そうなんですか」と驚かれたそうです。毎日毎日いそいそと入浴介助係をしている師長の口からは、患者さんから聞いた職員の知らない話が次々と飛び出してくるので、暫くすると職員たちはこぞって「入浴介助係」をやりたくなり、とうとう奪い合いになったそうです。

全身でなくとも手や足をお湯につけてのんびりした時間を楽しむと、ふと思い出話を口ずさむ。ゆったりとした空気と時間の流れがそんな状況を引き出すのでしょうね。私は「講談看護師」と名乗って、看護師として創作講談を語っているのですが、そのネタは病いとともに生きる人たちからいただいています。私自身がてんかん患者なので、私自身の話も題材ですが、これまでに出会った病や障害と共に暮らす人たちから教わったエッセンスが創作講談のネタになります。お湯に浸かると口ずさむ、ささやかな思い出話は、一人一人の人生の講談の語りのようにも思えます。

加納　塩梅（かのう　あんばい）
講談看護師
元東京情報大学特命副学長（看護学部）
2021年4月、13年間の大学教員生活から、15年ぶりの精神科医療の現場に戻り、5月から病院で看護部長として勤務。YouTube録音、講談、てんかん啓発活動、週末には着物生活と、バランスの取れた70歳からの生活をしている。

1-11 海外のフットケア事情

　海外では、足の資格を国家資格として認定する国も多くあります。国家資格のある足の専門職は Podiatarist や Podologist と呼ばれますが、国によって呼び方が違うこともあります。Podiatrist には国際的な連盟があります。The International Federation of Podiatrists（FIP-IFP）は専門的 Podiatist 協会をもつ国々で構成されています。Podiatry は健康科学の専門職であり、身体と全身に起こりうる病気の症状との関連を見ながら、科学と専門的な知識、すべての適切なシステムと技術を駆使して研究、予防、診断を行い、変形、病理、足の損傷に関する国家資格のある職種です。

　Minna Stolt 先生によると、フィンランドでは、医師資格のある足の専門医は Orthopaedists と呼ばれています。患者の足がそれほど重症でない場合は，Orthopaedists は患者に国家資格を持つ足の専門職である Podiatrist を紹介し足の処置をしてもらうようにしているようです。ドイツでは、どうでしょうか。ドイツの文献によると、"Podologists は糖尿病足のケアをする看護師であるが、podiatrists とは対照的で、手術による治療や創傷ケアを行う資格はない" と記載されています（Kröger K et al. 2016）。

　ドイツでフスフレーゲを学ばれた山道先生のお話では、フスフレーゲはドイツ語で足の手当てを意味し、予防的フットケア処置にとどまり、医療的な視点とは少し違う角度から足のケアを行っています。国家資格であるオーソペディシューマイスター（靴職人）のカリキュラムの中にフスフレーゲがあり、オーソペディシューマイスターのカリキュラムにあるフスフレーゲコースの研修をうけて認定証を得ることができるそうです。オーソペディシューマイスターは靴職人を意味し、カリキュラムの中でフスフレーゲも学びドイツでは国家資格になっています。

　日本語で呼ばれている足治療師や足療法士等は，海外における国家資格になっている職種ではなく、海外の Podiatrist や Podologist が行っているような医療的な処置は行わず、足のケアを全般的にする職種です。日本にドイツ式フスフレーゲの方式を導入しているフットケア学校数校の内容をみると、病院や看護師が一般的に行っているような爪切りや足浴より一歩深い内容のフットケアを行っていることから、フスフレーゲの内容を知ることができます。グラインダーで肥厚爪を削ったり、足底の角質ケア、グラインダーを用いた胼胝や鶏眼の処置などがあります。

第2章

フットケアを行うための障壁と
知っておくべきルール

2-1 フットケアを行うために障壁になること

2019年に、海外からの報告や、地域で働く看護・介護職員さんからのお話をもとに、フットケアの知識と実践力に関する質問票、フットケアに関する実態や認識に関する質問票を作成し、アンケート調査を行いました（調査結果の詳細は、巻末の付録を参照）。アンケート結果と国内外の報告から、フットケアを行うために障壁になっていることをいくつか挙げてみました。

①時間の確保

地域の施設や在宅でのケアでは、限られた時間の中で多くの方のケアを行わなければならず、とにかく時間との勝負です。また、利用者さんが転倒しないように常に気を使って見守る必要があります。そのため、入浴介助の時に、足裏や足指の間までじっくり観察する時間をとるのは難しいかもしれません。

②認識不足

海外のいくつかの論文には、体の臓器の中でも足は心臓や肺などから遠い場所にあるため、人の生死と直接直結していないと考えがちになる、また、足は汚いものなので、なるべくなら触れたくないと考える人もいるという報告があります。汚くて恥ずかしいから足は人に見せたくない、という高齢者も多いようです。

③専門家の不足

欧州や米国、オーストラリアなどの他の国では、Podologist または、Podiatrist という足の専門的な国家資格がありますが、日本には足の専門的な国家資格がありません。日本では、足の問題があると、皮膚科、整形外科、形成外科などを受診しますが、足に関する様々な問題を統合的に捉え、診療する医師が不足しています。

フットケアの民間の認定証やフットケア・足病医学会認定のフットケア指導士などの学会認定はありますが、座学・演習時間が少なく、十分な知識と実践力を持っている、看護・介護職員が少ないのが現状です。

④情報不足

利用者さんの足の問題を何とかしたい、と思っていても、何から情報を得ればいいのか、どこから情報を得ればいいのかに迷う方が多いかもしれません。現場では、利用者さんからのフットケアのニーズが高いのに、日本の看護・介護職員養成のための学校では、授業の中でフットケアの学習をする機会がとても少ないのです。また、現場で働くようになっても、学習の機会は少ないです。調査の結果では、14.5%の介護職員さんと31%の看護師さんが職場で講習をうけた、13.3%の介護職員さん、25.9%の看護師さんが職場以外で講習を受けたと回答しています。職場でも、職場以外でも講習を受ける機会がいかに少ないかがわかります。フットケアについて何か困ったことがあっても、専門的知識を持った人が身近にいないということも情報不足の原因の一つです。

⑤ケアへの自信

そもそも、「自信」という単語を辞書でひくと、「自己を信頼する気質」と書かれています。フットケアに自信を持つには、十分な知識と技術、経験が必要です。足の構造や機能は複雑なこともあり、長い間、フットケアに携わっている方でも、いまだに自分がやっていることに自信が持てない事もたくさんあると言います。フットケアの十分な知識や技術に関する情報を得ていない看護・介護職員さんは、フットケアの自信を持つことができず、不安を抱えながら、日々の業務をこなしているというのが現状かもしれません。

①医師、歯科医師、看護師等の免許を有さないものによる医業（歯科医療を含む。以下同じ）は医師法第 17 条、歯科医師法第 17 条及び保健師助産師看護師法第 31 条その他の関係法規によって禁止されています。

「医業」とは当該行為を行うにあたり、医師の医学的判断および技術をもってするのでなければ人体に危害を及ぼし、また危害を及ぼすおそれのある行為（医行為）を反復継続する意志をもって行うことであると解している（https://office845.com/DSC/30000/39000/39005.html）。

②平成 17 年 7 月 28 日　厚生労働老健局より各都道府県介護保険担当あてに、厚生労働省「医師法第 17 条、歯科医師法第 17 条及び保健師助産師看護師法第 31 条の解釈について」通知がでています。これにより 11 の項目が原則として医療行為の対象から外されることになりました。そのうちフットケアに関わる項目として*（4）軽微な切り傷、擦り傷、やけど等について専門的な判断や技術を必要としない処置をすること（ガーゼ交換）など、（5）状態が安定している場合、与薬、点眼、湿布の貼布、軟膏の塗布（専門的な判断や技術を必要としない）（10）爪そのものに異常がなく、爪の周辺の皮膚にも化膿や炎症がなく、且つ、糖尿病等の疾患に伴う専門的な管理が必要でない場合にその爪を爪切りで切ること及び爪ヤスリでやすりかけをすること、*とあります。

③産業競争力強化法に基づく「グレーゾーン解消制度」は、事業に対する規制の適用に有無について、事業者が相談する制度です。経済産業省は医師が高齢介護施設入居者の身体状況を確認し、治療の必要がないと判断した部位に対して、医師でないものが行うフットケアは医師法第 17 条の規定に抵触するか否かという照会に対して、医師法第 17 条の規定に違反しない旨と回答をしています。

> 事業所より、高齢者介護施設と業務提携契約を行い、医師が施設入居者の身体状態を確認し、治療の必要がないと判断した部位（医師が事業者に対して書面で情報提供）に対して、医師でないものが、（1）巻き爪や爪の肥厚の予防的ケア、（2）皮膚の乾燥ケア、（3）足部の角質肥厚の予防ケア、（4）足部の清潔ケアを行うサービスの実施が、医師法第 17 条の規定に抵触するか否かという照会に対する回答

> 利用者の身体のうち医師が治療の必要がないと判断した部位に対して、
> （1）軽度のカーブ又は軽度の肥厚を有する爪について、爪切りできること及び爪ヤスリでヤスリがけをすること、（2）下腿と足部に医療品ではない保湿クリームを塗布すること、（3）軽度の角質の肥厚を有する足部について、グラインダーで角質を除去すること、（4）足浴を実施することについては、医師法第 17 条の規定に違反していない旨、回答した

経済産業省　meti.go.jp 経済産業省所管の事業分野の企業からの照会に対しての回答

2-3 医行為　判定チャート

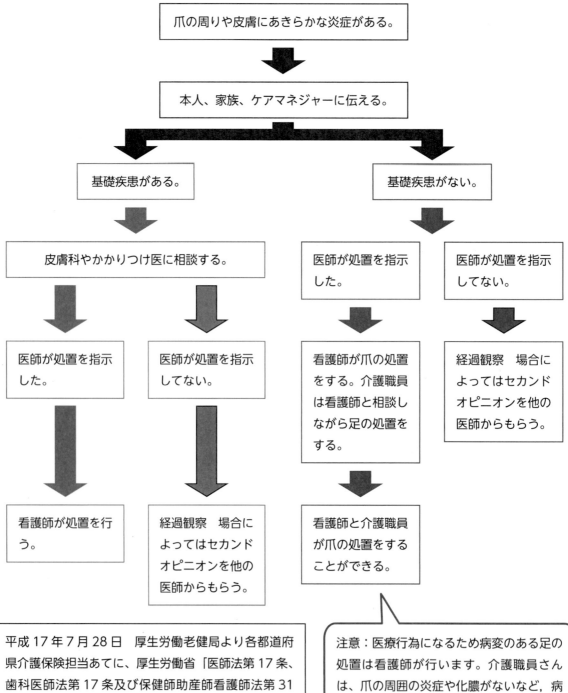

爪の周りや皮膚にあきらかな炎症がある。

本人、家族、ケアマネジャーに伝える。

基礎疾患がある。

基礎疾患がない。

皮膚科やかかりつけ医に相談する。

医師が処置を指示した。

医師が処置を指示してない。

医師が処置を指示した。

医師が処置を指示してない。

看護師が爪の処置をする。介護職員は看護師と相談しながら足の処置をする。

経過観察　場合によってはセカンドオピニオンを他の医師からもらう。

看護師が処置を行う。

経過観察　場合によってはセカンドオピニオンを他の医師からもらう。

看護師と介護職員が爪の処置をすることができる。

平成17年7月28日　厚生労働老健局より各都道府県介護保険担当あてに、厚生労働省「医師法第17条、歯科医師法第17条及び保健師助産師看護師法第31条の解釈について」通知がでています。これにより11の項目が原則として医療行為の対象から外されることになりました。爪の処置については「爪そのものに異常がなく、爪の周辺の皮膚にも化膿や炎症がなく、且つ、糖尿病等の疾患に伴う専門的な管理が必要でない場合にその爪を爪切りで切ること及び爪ヤスリでやすりかけをすること」とあります。グレーゾーンについての問い合わせは経産省の回答が参考になります。

注意：医療行為になるため病変のある足の処置は看護師が行います。介護職員さんは、爪の周囲の炎症や化膿がないなど，病変のない爪や皮膚の処置はできます。

2-4 足病変と診療科

領　域	足病変の原因となる疾患や足病変
整形外科	関節リウマチ、外反母趾、内反小趾など
皮膚科	白癬、皮膚剥離、潰瘍、蜂窩織炎、胼胝、鶏眼　巻き爪、肥厚爪、足部潰瘍、足潰瘍など
内科	糖尿病、腎臓病、糖尿病性腎症、関節リウマチ
血管外科、循環器科	閉塞性動脈硬化症、深部静脈血栓症など
形成外科	巻き爪、肥厚爪、足部潰瘍、足潰瘍

① 糖尿病と診断されている方は、医師の指示があれば、フットケア外来を利用することができます。

　フットケア外来では、糖尿病のある方に発生しやすい糖尿病性足病変に対して、足を守るための看護ケアを行っています。

　日本は欧米諸国に比べると、フットケアサロンが少ないですが、フットケアサロンでは角質ケアや爪のケアなど、医療行為に触れない「足の手当て」を受けることができます。

② 日本では足病学による教育や専門医制度がないため、足の病変があっても、適切な診断が受けられず、複数の医療機関に受診するという方もいます。一般社団法人　日本フットケア・足病医学会のホームページから関連リンクをクリックすると、専門病院リストがあります。連携によって足病・下肢救済診療を積極的に行っている施設（グループ）を全国から選定しているようですので、ぜひ参考にしてみてください。

- 2008年4月の診療報酬改定で糖尿病合併症管理料が新設されました。
糖尿病足病変のハイリスク患者に対して医師や特定の研修を受けた看護師が指導・管理を行うと月1回170点を算定できるようになりました

- 2016年から下肢末梢動脈疾患指導管理加算が新設されました。この加算により、足を含む下肢末梢動脈疾患患者を早期発見できるようになりました。

- 2022年に日本循環器学会/日本血管外科学会合同ガイドラインより、「末梢閉塞性動脈疾患の治療ガイドライン」改訂版（第3版）が発刊されました（合同研究班参加学会：日本循環器学会、日本血管外科学会、日本インターベンショナルラジオロジー学会、日本形成外科学会、日本血管内治療学会、日本血栓止血学会、日本心血管インターベンション治療学会、日本心臓血管外科学会、日本心臓病学会、日本透析医学会、日本糖尿病学会、日本動脈硬化学会、日本フットケア・足病医学会、日本脈管学会、日本老年医学会）。改訂版ガイドラインでは、初版、第2版と同様に、「末梢動脈疾患」は、「冠動脈以外の末梢動脈である四肢動脈、頸動脈、腹部内臓動脈、腎動脈、および大動脈の閉塞性疾患」と扱うとしています。また、第3版では、「下肢閉塞性動脈疾患については lower extremity artery disease（LEAD）」、「上肢閉塞性動脈疾患については upper extremity artery disease（UEAD）」と称することとしたと記載されています。詳細はホームページをご覧ください。

https://www.j-circ.or.jp/cms/wp-content/uploads/2022/03/JCS2022_Azuma.pdf

- 2022年の診療報酬改定では、「下肢創傷処置・下肢創傷処置管理料」が新設されました。足部、足趾又は踵に潰瘍がある患者さんの処置をした場合に、下肢創傷処置が算定可能です。「浅い潰瘍とは潰瘍の深さが腱、筋、骨又は関節のいずれにも至らないものをいい、深い潰瘍とは潰瘍の深さが腱、筋、骨又は関節のいずれかに至るものをいう」と明記されています。また、指定基準を満たしている保険医療機関が下肢創傷処置を算定した月に1回限り「下肢創傷処置管理料」を算定できるようになりました。

厚生労働省　診療報酬の算定方法の一部を改正する件　別表第1　医科診療報酬点数表　P210
https://www.mhlw.go.jp/content/12404000/000907834.pdf
厚生労働省　診療報酬の算定方法の一部改正に伴う実施上の留意事項について（通知）別添1　医科診療報酬点数
表に関する事項　P471
https://www.mhlw.go.jp/content/12404000/000959231.pdf

- 装具の制度上の種別は治療用と更生用装具に大別されます。公的支給制度があります。治療用装具は傷病の治療目的で医師が処方した装具です。糖尿病足病変に対する足底装具の処方も増えてきています。更生用装具は障害者の生活に必要な生活用装具です。装具には定められた耐用年数があります。耐用年数を超えた場合のみ、公的支給制度を用いた装具の作り変えができます。

　足が急に痛くなる、感覚がなくなる、白っぽくなる、運動感覚が麻痺するなどの症状がでたら、足に血栓ができて、動脈の流れがふさがっている可能性もあります。すぐに医療機関を受診しましょう。

　突然、血栓で動脈の流れがふさがることを急性虚血といいます。

　生活習慣病などによる動脈硬化症などによる動脈病変で、慢性虚血がある方の場合も、急に、血栓ができ、血栓で動脈の流れがふさがることがあります。

　末梢動脈疾患とは、末梢動脈疾患ガイドラインでは、「冠動脈以外の末梢動脈の狭窄、閉塞性疾患をPAD」と定義するとしています。PADとはPeripheral artery disease、末梢動脈疾患のことです。

　※上記の内容は複雑ですので、なるべくわかりやすい記載にしましたのでご了承ください。

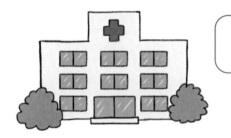

動脈が突然
閉塞

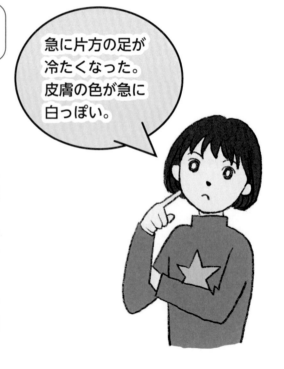

急に片方の足が
冷たくなった。
皮膚の色が急に
白っぽい。

2000 年，欧米諸国の学会によって 末梢動脈疾患（peripheral arterial disease：PAD）診断と治療についての詳細なガイドライン TASC が作成されました。さらに、2007 年に簡素化したものが発表されました。TASCII です。日本脈管学会がこれを邦訳して出版しました（日内会誌　97）。2022 年、日本循環器学会 / 日本血管外科学会合同ガイドラインとして，2022 年改訂版末梢動脈疾患ガイドラインが発表されました。

　　　　　「末梢閉塞性動脈疾患の治療ガイドライン」を参照
　　　　　https://www.j-circ.or.jp/cms/wp-content/uploads/2022/03/
　　　　　JCS2022_Azuma.pdf

第3章

足についての知識をつけましょう

3-1 足の問題と足の問題による影響

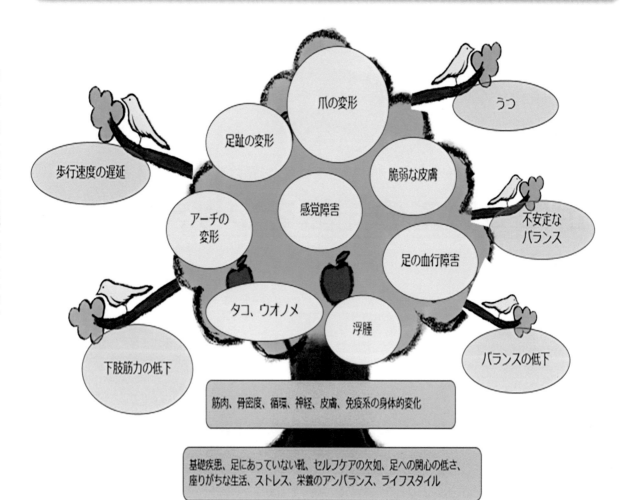

足の問題は爪の肥厚や巻き爪などの爪の変形、胼胝(べんち＝タコ)や鶏眼(けいがん＝ウオノメ)、角質肥厚、足趾の変形、浮腫など、様々です。基礎疾患に加え、高齢化に伴う筋肉、骨密度、循環、神経、皮膚、免疫系の変性、靴、足への意識の欠如、座りがちの生活、ストレス、栄養、ライフスタイルの変化などがあります。高齢者の方は、視力の低下、手が足まで届かないなど、自分でセルフケアができない場合もあります。足の問題は、歩行速度の遅延、バランス機能や下肢筋力の低下のみならず、うつなど、精神面との関連もあるという報告があります。

3-2 足と転倒

　高齢者の転倒は日本のみならず世界中で問題となっています。生活する場で、いつ何時でも発生しうるありふれた事故です。人間は生まれて、転びながら立ちあがり歩く練習をして、転びながら死を迎えるのです。高齢者は転倒による骨折や打撲などを経験するのみならず、転倒の恐怖心から活動を控えようとする傾向があります。転倒恐怖心については、海外ではたくさんの報告があります。足が痛い、爪が切れないという状態が続くと、歩くことも少なくなり、下肢筋力も低下してしまいます。

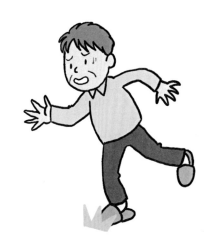

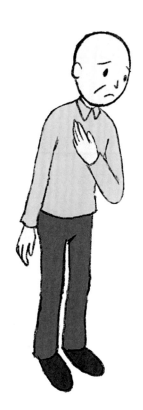

足が痛い、爪が切れない、
足がよく動かない

ADL 低下、閉じこもり、転倒
寝たきり、歩行への恐怖心
（健康年齢低下）

下肢機能の低下

3-3 足のトラブル　いろいろ
皮膚、爪、足の変形、神経、循環の角度から観察し、健康な状態から逸脱した状態

★爪の問題
- 陥入爪
- 爪白癬
- 爪周囲炎
- 爪の色の変色
- 爪の切り方、伸び具合

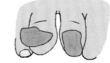

★皮膚の問題
- 発赤、乾燥、亀裂、皮膚白癬、角質の肥厚、白皮膚、爪、足の変形、神経、循環の角度から観察し、健康な状態から逸脱した状態
- 白癬菌による皮膚の問題
- 鶏眼（けいがん＝ウオノメ）、胼胝（べんち＝タコ）
- 浮腫、足趾の間の浸軟など

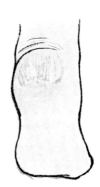

★足の変形足趾の変形
（外反母趾、内反小趾、扁平足など）

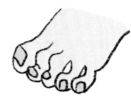

★静脈うっ滞性潰瘍、壊疽、靴擦れ
その他

糖尿病足病変：国際的には「神経障害や末梢血流障害を有する糖尿病患者の下肢に生ずる感染、潰瘍、深部組織の壊滅的病変」と定義されています

国内外の先行文献によると65歳以上の高齢者の40〜85％が何らかの足の問題を抱えている。
30〜49％の高齢者が歩行時に足趾が地面についていない
（Dawson ら 2001, Menz2001, 2007, Dunn ら 2004）

3-4 足が感染しているか？　血行障害か？　の見分け方

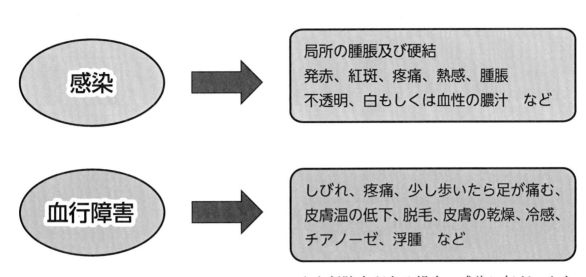

感染　→　局所の腫脹及び硬結
発赤、紅斑、疼痛、熱感、腫脹
不透明、白もしくは血性の膿汁　など

血行障害　→　しびれ、疼痛、少し歩いたら足が痛む、
皮膚温の低下、脱毛、皮膚の乾燥、冷感、
チアノーゼ、浮腫　など

★血行障害がある場合、感染に気がつかないこともあります。

感染や血行障害の疑いがある場合の注意点

◆足趾や足が腫れたり、赤くなっていたら、安静にして専門施設を受診
◆自己判断で処置せず、専門施設を受診

Schaper, N. C., et al., IWGDF Editorial Board. 2020. Practical guidelines on the prevention and management of diabetic foot disease (IWGDF 2019 update). *Diabetes/Metabolism Research and Reviews*, 36, e3266. を一部参考

3-5 足病変を起こす要因となる疾患と状態

- 糖尿病がある
- 糖尿病性腎症がある
- 透析に通っている
- 末梢動脈疾患
- 閉塞性動脈硬化症
- 腫瘍がある
- 脳血管疾患がある
- リウマチがある
- 自分で足のケアができない
- ヘビースモーカー
- 痛みを感じない

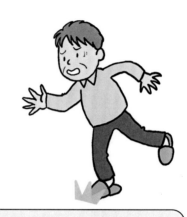

糖尿病足病変とは？
国際的には「神経障害や末梢血流障害を有する糖尿病患者の下肢に生ずる感染、潰瘍、深部組織の壊滅的病変」と定義されています。

透析を受けている利用者さんの注意点
閉塞性動脈硬化症（ASO）や末梢動脈疾患（PAD）を併発しやすいです。
傷があっても痛みを感じない場合があります。
小さな傷、ひび割れ、靴擦れに気が付かず傷が悪化する場合もあるのでより注意が必要です。

- 視力低下
- 足が動かない。しびれる
- よく見えない状態で爪を切ると深爪になって怖いので切らない
- 手が足まで届かない。身体の可動性低下
- 脊椎の圧縮により重心が前に移動し前足部に重心がかかり体のバランスが保てず、足の細部まで観察できない
- 靴の選定が難しい
- 靴の購入が金銭的に困難
- 足が痛く、体が辛くて歩行できない
- 基礎疾患があるが外出が難しい環境（付き添いがいない、交通手段がないなど）
- 病院を受診することが金銭的に負担となり躊躇せざる得ない

だれに相談をして良いのかわからず、痛みを放置

結果

爪の変形による痛みの増強
足趾間の不衛生による潰瘍発生
感染のリスク　歩行不安定、
バランスの不均衡　　等

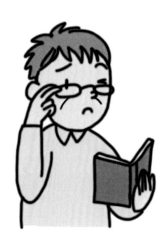

　血液は心臓の左心室から送り出され、大動脈という血管を通って枝のように中動脈から小動脈、さらに細かい動脈へと分かれます。毛細血管で血液と体の組織との間の物質交換が行われます。酸素をたくさん含んだ血液は細胞に栄養を送り届けます。そのかわりにいらなくなった老廃物や二酸化炭素を受け取るのです。老廃物や二酸化炭素を受け取った血液は毛細血管、小静脈、中静脈、大静脈へと次第に太い血管に集まり最後に心臓に戻ります。心臓から出た血液は、動脈を通って、全身に行きわたった後、静脈を通って心臓に戻ってきます。これを静脈還流（じょうみゃくかんりゅう）といいます。

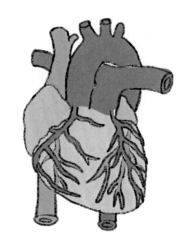

3-8 足は第２の心臓

　心臓から一番遠い場所にある足の静脈血は、心臓まで血液を戻すのに、重力に逆らって上ってこなければなりません。ふくらはぎの筋肉は心臓の代わりに血液を心臓へ戻す役割を担うため〝足は第２の心臓〟と言われています。

　歩いたり、足指や足首の運動をすると、ふくらはぎの筋肉が収縮と進展を繰り返し、静脈が圧迫されて、血液が心臓に向かって戻ってきます。静脈の中には静脈弁というものがあります。血液が心臓に向かって流れるときに開くことで、血液の逆流を防いでいます。

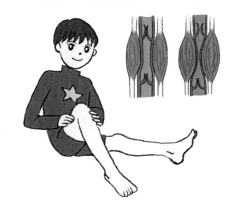

立っている時に、血液が足の方に戻るような逆流を防いでいます。しかし、何等かの理由で、この弁が壊れると、足の血液循環がうまくいかず、血栓ができる要因になるので注意が必要です。静脈還流をスムーズにするには、ふくらはぎの筋肉によるポンプ作用と血液の逆流を防ぐ静脈弁がとても大事になってきます。

　大腿に全身の筋肉の４分の１が集まっています。上半身よりも太ももやお尻の筋肉が集まっている下半身から筋肉は落ちてきます。そのため足の運動は大事なのです。

　安静時の静脈還流圧は低いですが、立ったり、座ったりすると重力に負けてしまいます。そのため、下半身には重力の関係で血液が溜まりやすいのです。心臓から遠くなればなるほど、血流が滞りやすくなります。高齢者は筋力が低下するため、一般的には、ポンプ作用が十分に働かなくなる可能性があります。年齢にかかわらず、長時間の立ち仕事をしたり、座りっぱなしで足を動かしていない人も、足の血流が滞ってしまい、足がむくんだりします。

　また、加齢に伴う身体の変化により、血管が老化すると、血管が硬くなり、血液がスムーズに流れなくなります。立ちっぱなし、座りっぱなしで、ふくらはぎの筋肉を動かしていないと、血液がスムーズに流れなくなり、逆流防止弁にも強い負担がかかります。足を冷やしたり、先のとがった靴を長時間履くことも血流を悪くする原因となります。

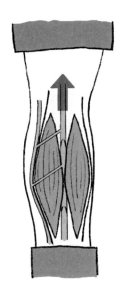
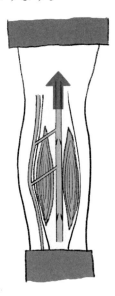

　血液と筋肉は関係があります。筋肉には数百から数千の筋繊維があります。1本の筋繊維のまわりに多数の毛細血管があります。筋肉が落ちれば毛細血管も減り、行き場のなくなった血液は上半身に集まってきます。また、加齢により血管の弾力が低下して血液の流れが悪くなると、心臓が収縮して血液を送る収縮期血圧が高くなります。そのため、適度な運動は免疫機能を高め、感染症やがんの予防になることが研究の結果明らかになっています。

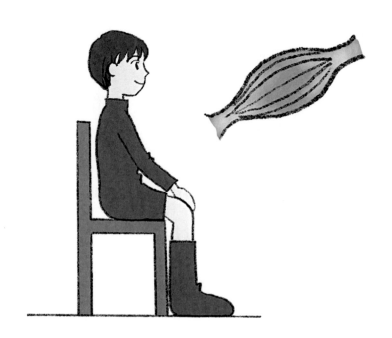

3-10 基本的な足の解剖

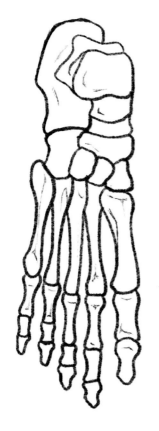

足は形態と機能が融合した複雑な構造をしています。

26の骨（種子骨2個を入れると28個）
趾骨14個、
中足骨5個、
足根骨7個
33の関節
19の筋肉
100以上の靭帯から構成されています。

イラスト　野田文子

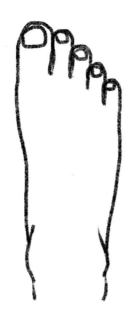 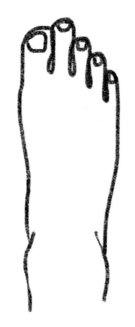 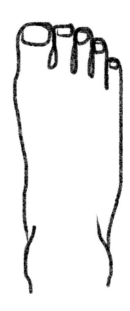

エジプト型　　　　　　　　　ギリシャ型　　　　　　　　　スクエア型

　足の形にはエジプト型、ギリシャ型、スクエア型があると言われています。
- エジプト型：足趾(指)が一番長い。日本人の70％
- ギリシャ型：第2趾(指)が長い。日本人は20％
- スクエア型：足趾(指)がそろっている。日本人の10％

エジプト型　　歩行の際、靴の先で圧迫される可能性があるので注意が必要。

ギリシャ型　　第2趾が長い場合は、歩行の際にこの指だけでに圧迫がかかる可能性があるため、靴選びに注意が必要。

スクエア型　　日本人には一番少ない足型
　　　　　　　指先と靴幅とのバランスがとれた靴を選ぶのが大事。靴を履いた時のつま先と靴の空間(捨て寸)が大きい場合に、靴の中での足指のバランスが崩れ、足裏の一部が部分的に圧迫して、タコやウオノメができてしまう可能性がある。

『靴の豆知識』参照 www.rakuten.ne.jp Z-craft

足の形にあった靴を選びましょう。例えばエジプト型の足にギリシャ型の靴を履くと、母趾に傷ができやすいです（菰田先生から）。

第4章

足を系統別に理解しよう

足部のアーチの支点は母指球、小指球、踵の３点

　人間は足の裏にアーチがあることで、地面から受ける衝撃を和らげています。そのため、足のトラブルは足裏アーチの乱れからくる場合が多いです。

足裏アーチは、３本のアーチでできています。
１）足裏の親指の付け根と足裏の小指を結ぶ横アーチ
２）足裏の親指の付け根とかかとを結ぶ内側縦アーチ
３）足裏の小指とかかとを結ぶ外側縦アーチ

　アーチが崩れると足部だけでなく全身の骨格や関節にも悪影響がでてきます。アーチ構造は全身の重みを支えて安定を保ちます。また、地面に足が接地し、荷重が加わったときに地面からの衝撃を吸収します。足裏アーチがクッションやバネのような弾力性をもつために足底筋膜が足裏の踵骨から足趾に向かい役割を果たしています。

　アーチの低下は以下のようなトラブルが発生します。
➢ 横アーチが崩れると、足の横幅が広がる開張足になる原因になります。
➢ 開張足から親指が変形する外反母趾にもなる可能性があります。
➢ 国内外のデータでは、高齢者の30％近くに外反母趾があるとの報告もあります。
➢ 内側縦アーチが崩れると土踏まずがつぶれて偏平足になったり、それと反対の状態になったり、内側縦アーチが上がりすぎる凹足の原因になります。土踏まずは地面からの衝撃をうけるクッションのような役割をしているので、土踏まずが低下している人は、衝撃を吸収しにくくなり、足に様々なトラブルを生じます。
➢ 外側縦アーチが低下すると、小趾外転筋の柔軟性の低下が起きやすく、内反小趾につながります。

4-2 足裏の重要性

　足裏の筋肉が衰えると足のアーチがくずれ、指でしっかり地面をつかめなくなります。

• 踵の骨から足の指の付け根をつなぐ繊維が扇状の膜のように広がっています（足底腱膜）。足底腱膜は土踏まず（３つのアーチ）を支えるのに重要です。

• 足の裏には身体を支えてくれる「足底メカノレセプター」があります。親指に集中し、踵、５本指の付け根などにあります。

豆知識
糖尿病を持つ人に多くみられるシャルコー足は神経の障害により生じる足部の骨、関節における破壊性の関節症です。

4-3 足裏アーチの大切なお話し

日本フットケアフスフレーゲスクール理事長
足の健康美容研究家　　　　　山道いずみ

足のトラブルと足裏アーチ

　足裏アーチが崩れると、角質、魚の目、外反母趾、足底筋膜炎、モートン病また、足の疲れ、むくみ、O脚、膝関節症などいろんな足のトラブルが深刻となります。角質の除去やリフレクソロジーなどで現状のトラブルを回避することは可能ですが、根本の原因である足裏のアーチを整え足裏アーチを改善しない限り、くり返し角質が溜まり、疲れ、むくみが解消する事はありません。

　また、外反母趾、足底筋膜炎、モートン病、O脚、膝関節症も、足裏アーチの崩れが大きな原因です。

足裏アーチの改善方法

　足裏のアーチを整え改善するには、テープによるアーチバランストリートメントでアーチを正しく補正して、アーチを整えるコンフォートシューズ（整形外科的靴）を履いていただきます。

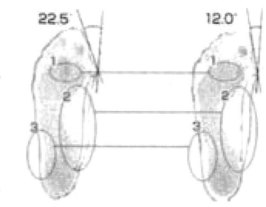

外反母趾テービング前　　外反母趾テービング後
（アーチが整った）

　また、仕事上パンプスを履く機会が多い方や、お洋服の兼ね合いでパンプスを履かれる場合には、インソールや、直接足に貼るアーチパットを使用して頂きます。

　テープによる補正やコンフォートシューズ・アーチパットの着用により、足裏アーチが正しく整い、変形やアーチが改善されても、変形が強い方や、先天的に足裏アーチが崩れやすい方、パンプスを履く機会が多い方、継続してコンフォートシューズを履くことが難しい方がいます。その場合は、元に戻りやすいので足裏アーチを維持する為のテープによるアーチバランストリートメント方法を覚えていただき、ご自分で維持して頂く事をおすすめしています。

　アーチを整え改善する為には、一定期間と日々の積み上げが必要ですが、アーチを取り戻すことは可能です。その為には、ご自身の足裏アーチの認識と努力もとても大切です。施術する側、される側両者の協力が必要といえます。

足裏アーチを崩す原因

　　足裏アーチが崩れる原因は、大きく分けて先天性と後天性があります。先天性とは、例えば、母親や祖母が外反母趾であるとか、父親が偏平足であるとか、生まれながらにアーチが形成しづらく崩れている方の場合です。

　　後天性とは、合わない靴、負担になる靴の着用により、アーチ自体に影響を及ぼしてしまうケースと、日々の生活の中での悪い姿勢や悪い癖がついてしまったケースです。例えば、足を組む、外側に体重をかけて立つ、座っている時に足を外側に向ける、また、悪い歩き癖等々です。このように靴や姿勢・癖により後天的に足裏アーチを崩し影響を与えてしまう場合です。

足裏アーチについて

　　足裏アーチは、3本のアーチでできています。
- 足裏の親指の付け根と足裏の小指を結ぶ横アーチ
- 足裏の親指の付け根とかかとを結ぶ内側縦アーチ
- 足裏の小指とかかとを結ぶ外側縦アーチ

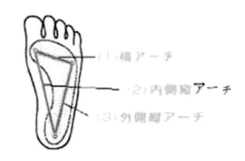

この3本の線がそれぞれアーチを成し、程よい立体構造であることが望ましく低すぎても、高すぎてもいけません。土踏まずは内側縦アーチとよばれる場所です。足裏には、他2本のアーチが有り、計3本でバランスよく立体構造を有してトラブルや負担を回避しています。

横アーチの崩れ・・・女性のほとんどが落ちている横アーチ

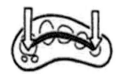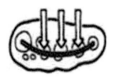

　横アーチが落ちると、角質や魚の目、外反母趾、内反小趾、ハンマートウ、モートン病などのトラブルが発生します。角質ケアをして角質・魚の目を除去しても根本の横アーチを回復しない限り角質ケアはエンドレスに必要となります。

　ヒールを履く機会が多い女性はどうしても男性より横アーチは落ちてしまいます。また、外反母趾の手術を受けられてもアーチが形成されたわけではありませんので繰り返される方が少なくありません。

内側縦アーチの崩れ・・・
　　低すぎても高すぎてもいけないアーチの不思議さ

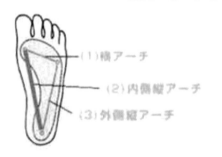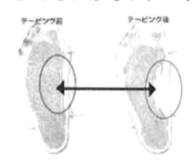

　内側縦アーチが崩れると２つの全く違ったトラブルが発生します。

　ひとつは、俗に言う偏平足（内側縦アーチが落ちた状態）、もうひとつは、凹足（内側縦アーチが上がりすぎた状態）です。

　偏平足は、足と脚が疲れ・むくみが強く歩くことが苦痛となります。凹足は、足裏が疲れたり攣ったりしてしまいます。いずれにしてもつらい状況です。

　偏平足は、内側縦アーチの筋肉が薄くアーチが低い状態で凹足は、内側縦アーチの筋肉が厚くアーチを高く持上げている状態です。前述した様に足裏アーチとは程よいアーチが必要で、高すぎても低すぎてもいけないのです。偏平足の場合、足裏運動（ミノムシ運動）でアーチを持ち上げることは可能ですが、凹足の場合、ミノムシ運動などで筋肉を使いすぎることにより、よりアーチが高くなるのでやってはいけない運動です。

　特に偏平足の場合、クッション機能（衝撃を吸収する働き）ポンプ機能（血流を整える働き）が効果的に機能できず、疲れやすくむくみやすく冷えやすくなります。

外側縦アーチが崩れると・・・・
土台である足裏アーチが及ぼす意外な影響力

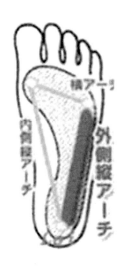

　　外側縦アーチが崩れると、足裏小指の付け根に角質や魚の目ができやすくなり靴の外側が削れやすくなります。また、縦アーチが落ちて横アーチも落ちた状態で、他の指に比べ極端に小指が短い方は、内反小趾になる方がとても多いようです。内反小趾は外側縦アーチに影響しています。

　　外側縦アーチが落ちると〇脚になりやすく、歳を重ねるうちに膝関節症へと移行します。また、〇脚の方は猫背で姿勢が悪くなります。ふくらはぎの外と、ふとももの外にお肉が付き、おしりが少し垂れぎみになり横に広がります。いいことは一つもありません。外側縦アーチは、姿勢・脚にまで影響いたします。それは、体をささえる土台となる足裏だからだといえます。

影響を及ぼす「足裏アーチの立体構造」とは

　　足裏アーチの立体構造は筋肉・腱・骨・靭帯で立体構造を成しています。まず、筋肉で足の骨を持ち上げていることでアーチを作ります。しかし、筋肉と骨は密着しているものではありません。筋肉の束をまとめ筋肉を骨に繋げる部分が必要です。それは腱です。腱は筋肉をひとまとめにして骨に繋げる役割を果たします。

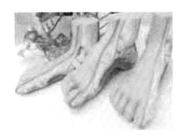

　　筋肉がまとまり腱となり、骨に繋がり、動きを与えることができるようになるのです。この様な仕組みで、筋肉が鍛えられることになります。よく、横アーチ回復にグーパー運動が推奨されますが、この様な理屈で指を曲げることにより筋肉が鍛えられ、骨を持ち上げアーチを作ることが可能になるのです。アーチを作ることができた後は、この状態をしっかり支え固定する役割が必要となります。

　　アーチを支え固定する役割は靭帯で行います。そして程よいアーチを形成します。腱は骨に繋いで動きを担うもの、靭帯は動きを制限し固定するためのものです。それぞれがしっかり役割を果たし、立つ・座る・走る・跳躍する為に必要で、個々の体に合わせたバランスの良い足裏アーチ、立体的な構造を形成しています。足裏アーチとは、筋肉・腱・骨・靭帯が作り上げた傑作とでも申し上げておきます。

　　足裏の偉大さと足裏アーチの必要性、そして、大切さをご理解いただけましたら幸いです。また、縁の下の力持ちであるにも関わらず、クローズアップされることの少ない足裏ですが、皆様の足がほんの少しの心配りをいただき健康で美しくあり続けますことを心より願っております。

4-4 皮膚の構造

- 皮膚は表皮・真皮・皮下組織の3構造になっています。表皮は外側から角質層・透明層、顆粒層・有棘層・基底層の5層からできています。
- 基底層でつくられた皮膚細胞は細胞分裂を繰り返し、表面に押し出され、やがて垢になってはがれます。このサイクルをターンオーバーといいます。通常は約28日ですが、年齢とともにサイクルは長くなります。サイクルは年齢など個人差があります。

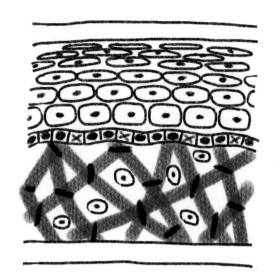

4-5 高齢者の皮膚バリア機能の低下の要因

要因

- 表皮と真皮の間際にある　ヒアルロン酸や真皮の膠原繊維の減少
- 皮丘が減少して平坦化
- 靴や靴下（摩擦、ずれ、圧迫の原因）
- 車椅子などの用具との摩擦
- 介護・看護行為による皮膚の摩擦
- 紫外線・温度・湿度の変化
- 皮膚の pH より強い石鹸
- 薬（ステロイド、抗凝固薬、抗がん剤など）
- ストレス
- 手入れ不足
- 疾患にともなう皮膚への影響
- 創傷治癒力の低下
- 皮膚局所免疫力の低下
- 皮膚感覚の低下

保湿性
弾力性の低下

皮膚裂傷（スキンテア）は介助者による移動時の摩擦やずれで発生することが報告されています。下肢の場合は、車椅子などにあたって損傷することがあります。

透析を受けている方は汗や皮脂の分泌が低下する傾向にありますので、さらに乾燥に注意しましょう。

4-6 足の皮膚の色を観察する

- 足が赤いときのサイン→炎症や感染を疑います。
  腫脹、熱感、硬結、疼痛を伴う場合もあります。
  例：蜂窩織炎等

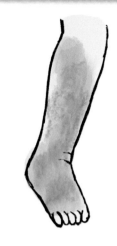

- 青紫、赤紫、暗褐色→血流障害を疑います。
  うっ血：血栓や手術など、何等かの理由で臓器組織内の静脈や
  　　　　毛細血管内の血流が停滞し増加した状態です

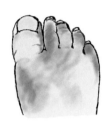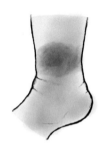

- チアノーゼ：血行障害や呼吸障害などによって血液中の酸素が欠乏している状態です。
  　　　　　　皮膚や粘膜が青紫に見える場合があります

- 色素沈着：静脈のうっ滞が続くと皮膚表面の毛細血管もうっ
  　　　　　血して、茶褐色になることがあります。

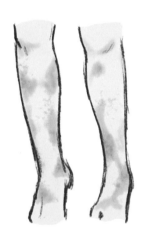

- 足指の発赤→外反母趾、内反小趾などで靴が足に当たって発
  生する場合があります。

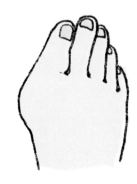

注：５ミリ以上の左右非対称、染み出しを認めるようなほくろの場合は皮膚科への受診
　　を勧めましょう。

4-7 胼胝・鶏眼・いぼの違い

- 胼胝(べんち＝タコ)や鶏眼(けいがん＝ウオノメ)は下床に硬い骨、もしくは関節のある部位に反復する軽度の圧迫や摩擦があると発症します。
- 胼胝(べんち＝タコ)は圧痛はありませんが軽度の圧痛があることがあります。
- 鶏眼(けいがん＝ウオノメ)は胼胝の奥に芯がみられ、押すと痛みを伴うことがあります。
- 胼胝(べんち＝タコ)や鶏眼(けいがん＝ウオノメ)の処置で一時的には改善しますが、根本的な改善(靴や歩き方、アーチの処置など)をしないと繰り返します。
- いぼは削ると黒い斑点、天井出血がみられ、持ち上げるようにしてつかむと痛みをともなうことがあります。

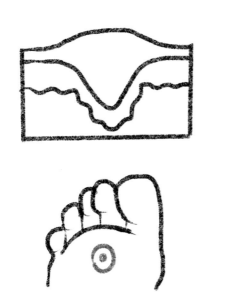
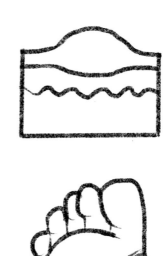

修文大学看護学部
前川厚子

スキンテア（SkinTear: 表皮剥離（はくり））の予防

スキンテアって何？

　スキンテアという言葉を初めて目にする方が多いと思いますが、これは「主として高齢者の四肢に発生する外傷性創傷であり、摩擦単独あるいはせん断力および摩擦力によって、表皮が真皮から分離（部分層創傷）、または表皮および真皮が下層構造から分離（全層創傷）して生じる」きずのことを意味します。（Expert Nurse 9 月号 vol.29 No.11 p84 より引用）

　スキンテアができる要因としては、加齢等による皮膚の脆弱性やモノにぶつけたり、強くつかまれたりするときに生じる外力が考えられます。年配の方だけではなく、若い方や子供に発生した場合や、四肢以外にできた場合もスキンテアと考えます。自分の力で体を動かせなかったり、皮膚の強度が低下していたり、皮膚感覚が鈍くなっていたりする人に発生しやすいと言われています。

　スキンテアの特徴は、人種、年齢、生活環境、ケアする人のかかわり方、教育などによって発生頻度に差があります．日常のケアでスキンテアが発生しうることに介護職や看護師は配慮しましょう。

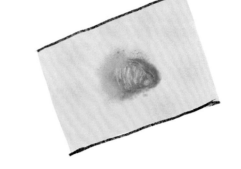

褥瘡か？虐待か？スキンテアか？

　出血や青あざ、皮膚の損傷を伴う傷を見つけた場合に、区別がつきにくいときがあります。スキンテアだと気がつかないこともあり、「この人は青あざや内出血ができやすい体質の人」と判断されたり、傷跡を見た家族介護者や看護師が、デイケア施設や家庭で虐待を受けているのではないかと誤解してしまうこともあるようです。スキンテアの要因としては、加齢等による皮膚の脆弱性（ぜいじゃくせい）や、外力によるものが考えられます。皮膚の脆弱性によるものには、老人性紫斑、斑状出血、ヘマトーマ（血腫）、以前にできた

　スキンテアや皮膚損傷の瘢痕、浮腫など基礎疾患との関連性があげられます。外力によるものには、皮膚が擦れたりずれたりすることで発生する皮膚の裂傷（れっしょう）や剥離などがありますので、介護に関わる方々は日常のケアでスキンテアが容易に発生することに留意し、予防的なケアへの配慮をしましょう。

スキンテアの予防については別の章を参照してください

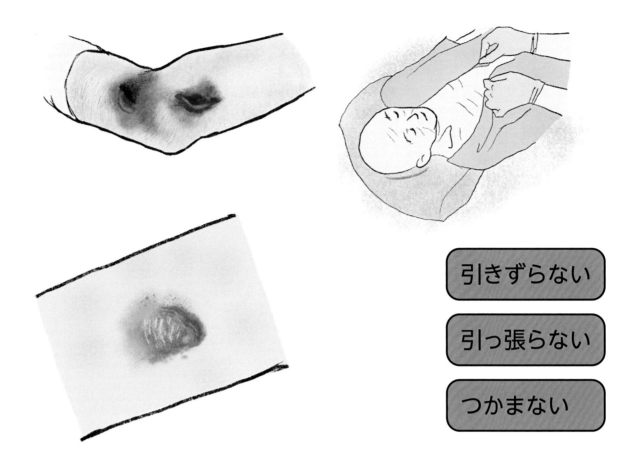

引きずらない

引っ張らない

つかまない

スキンテアは上肢（上腕）においては介助者が介助時に利用者に触れたときに発症することが多く、下肢は車いすのフットレスなどの器具との接触による場合が多いとの報告があります

4-9 足裏について

- 足底には皮脂腺がないため、乾燥しやすいです。(特に糖尿病や腎臓病の方は、自律神経に影響するため発汗が減少すので乾燥しやすい)

- 足裏が乾燥すると、水分がいきわたらず、踵や指先等の角質層が厚くなります(角質肥厚：角化)。

- 角化が進むと足裏がさらに乾燥して亀裂、ひび割れが進みます。

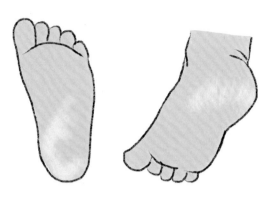

足裏の踵にひびができた画像

- 水虫の多くは、爪よりも先に、白癬菌が足趾の間や足裏に付着することで始まります。
- 趾間型足白癬や小水疱型足白癬を放置すると、時間をかけて繰り返した結果、角質増殖型白癬になる場合があります。
- 足白癬に寄生している白癬菌が徐々に爪の中に入りこんで増殖し爪白癬になります。
- 足白癬を放置すると難治性の角質増殖型足白癬、爪白癬になり、体全体への拡大、他の人への感染源にもなります。

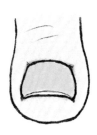 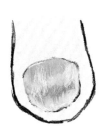 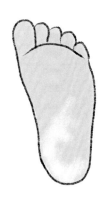 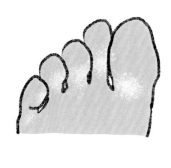

傷は深さによってびらん、潰瘍、壊疽に分かれる。

| びらん | 下肢の血行障害を伴う潰瘍・壊疽 | 下肢の血行障害を伴わない潰瘍・壊疽 |

下肢切断のリスクもある。

- 虚血性潰瘍・壊疽の好発部位は足趾や踵、外果（外くるぶし）など。
- 靴ずれや外傷、タコ、ウオノメ、深爪、巻き爪、陥入爪などの小さな傷から生じることもありますので早期発見が大事です。血流があるかないかで医師の処置方法が変わります。

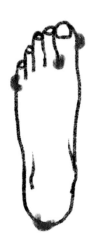 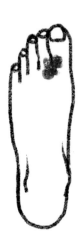 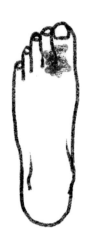 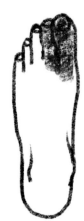

- 爪と呼ばれている部分を爪甲と呼びます。爪甲は爪の付け根にある爪母で作られています。
- 爪の付け根の白い部分は、新しい爪甲で爪半月と呼んでいます。
- 爪は、手指や足指の指先を支えます。
- 手指の爪は、力を加え、細かい作業をするのに役立ちます。
- 足指の爪は、足指に力を加え、バランスや歩行に重要です。
- 爪は、ケラチンというたんぱく質で作られています。
- 指の末節部にある末節骨の一番遠位端は、指の途中までしかないため、爪が指を支えています。そのため深爪は避けます。

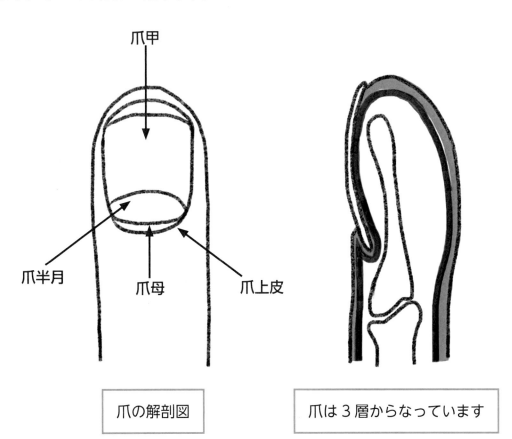

爪甲

爪半月　爪母　爪上皮

| 爪の解剖図 | 爪は３層からなっています |

爪の色	
白	水虫、爪甲剥離など、貧血、レイノー病でも白っぽくなることがある
黄色	水虫、薬剤、マニキュアを落とすための除光液を使いすぎると黄色くなることがある。気管支拡張症、糖尿病などの疾患でも黄色くなることがある
紫	皮下血種の疑い　チアノーゼなど
黒	悪性黒色腫、内分泌異常の疑い、抗がん剤、爪下の出血など
緑色	緑膿菌が感染、カンジタ感染、爪の乾癬（かんせん）など
茶褐色から黒	爪白癬・皮下出血色素線状など
爪下半分が白く上半分が赤褐色	腎臓疾患がある人に多い
爪の表面に白い斑点が無数にある	肝硬変や若年性糖尿病の疑い

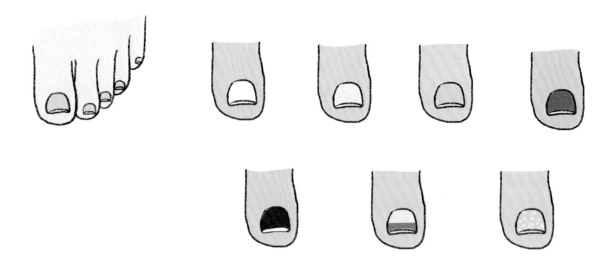

爪は、健康のバロメーターです。体調不良や、栄養不足などのサインが出やすいです。

注意：表は、あくまでも参考としてください。上記以外の症状でも爪の色が変わることがあります。

- 巻き爪：爪が巻いている状態です。皮膚の内側に爪の先端が食い込んでいる状態です。爪は丸くなる性質をもっています。

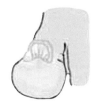

- 爪白癬：白癬菌に感染した爪のことです。水虫と呼ぶ人が多いです。肥厚爪だからといって白癬菌によるものとは断定できません。検査をしないとわかりません。また、肥厚爪はある程度削らないと白癬菌は検出できません。

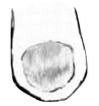

- 肥厚爪（厚硬爪）：爪が割れやすくなったり、剥がれやすくなります。布団や衣類、靴に引っ掛かり、さらに割れたり、剥がれる場合があります。⇒放置すると爪甲鉤弯症といってカタツムリのような爪の形になる場合があります。

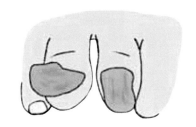

- 2枚爪：爪の先の表面が爪先から剥がれている状態です。

- 匙状爪：スプーンのような形の爪で、鉄欠乏性貧血や、先天的な原因があります。

- 陥入爪：爪の側縁先端が周囲の皮膚に食い込み、皮膚に炎症が起こっている状態です。

> 爪甲下角質増殖は爪の下の角質が増殖しボロボロとした角質が爪の下にたまっていきます。

4-15 爪のトラブルの原因

- 高齢者は爪の手入れ不足になることがよくあります。目がよく見えないため手入れができなかったり、手先がうまくつかえなかったり、足まで手が伸ばせないことも手入れ不足の原因です。

- 爪を切るのが怖いと思う方も多いです。また、以前、他の人に爪を切ってもらって皮膚まで切られたという体験から、人に頼むのをあえて、避けている方もいます。

- つま先を締め付ける靴を長い間履いてきた方は爪が変形している場合が多いです。足先に持続的に圧力がかかっているため爪も圧迫されて悪影響を受けます。

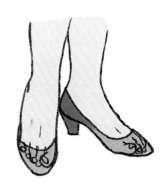

- 歩き方が悪かったり、歩行不足になると、浮指になり爪に一定の負荷がかからなくなります。

- 深爪をすると陥入爪になりやすいです。陥入爪になると、痛みを伴うことが多くなります。深爪をして指先のやわらかい部分が露出すると、地面から受ける圧力でさらに爪が盛り上がります。

- 足に合わない靴は常に爪を圧迫をしている状態になるため、爪の変形の原因になります。

- 爪膝蓋骨症候群など、遺伝が影響した爪の変形もあります。

　足指に異常があると、重心が踵寄りになり、後方に倒れないように膝を曲げて立つ前方頭位の姿勢になりがちになります。また、猫背になりがちになります。猫背になると胸郭が広がらず、呼吸も浅くなります。足のトラブルはその上の関節である膝、股関節、骨盤、腰、背骨、肩甲骨、首に影響を及ぼします。高齢者は足や足指に異常がある場合が多いため、姿勢にも影響がでる場合があります。

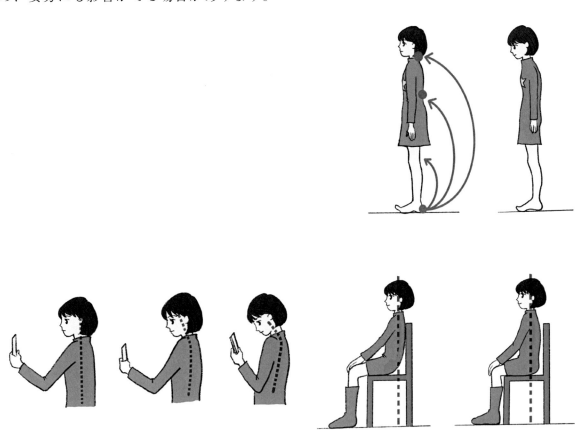

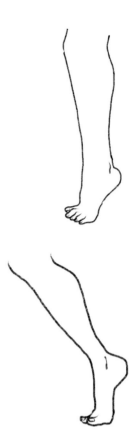

- 人は立ち上がるとき、つま先を使います。けりだし（ウィンドラス・トラス機構）バランス能力につま先は大切です。
- 歩く時は、かかとから着地し、次に小指の側に体重がかかり、同時に第4指から他の指が接地し、親指に重心が移動するようになっています。
- 足指は身体の中でも血液循環が影響する場所です。
- 足指に異常がある人は、重心が踵よりになり、後方に倒れないように膝が曲がったり、前方頭位になり猫背になる傾向にあります。
- 足指がしっかり地面につかない浮指が子供から大人まで多くなっています。
- 5本のうち1本でも足指がしっかり地面についていない（浮指）と、バランスが十分に保てなくなります。
- 頭を前方に出す姿勢では口が開きやすくなり、口呼吸になりやすく呼吸も浅くなりがちです。

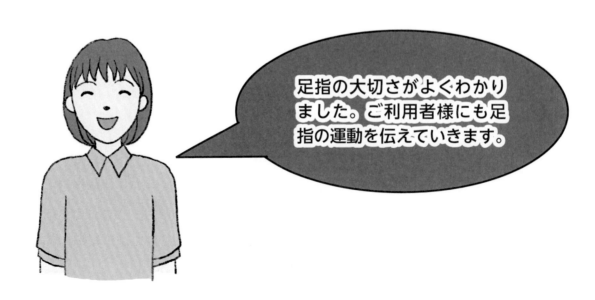

足指の大切さがよくわかりました。ご利用者様にも足指の運動を伝えていきます。

4-18 足の指はどうして大切なのでしょうか？

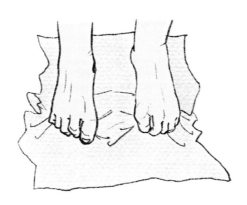

足指握力は転倒やバランスとの
関係が報告されています

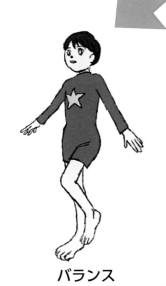

バランス

（Endo et al., 2002.）

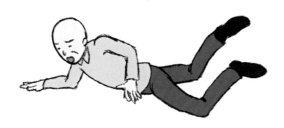

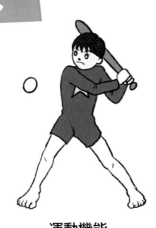

運動機能

（uritani et al., 2013）

転倒

（Mickle et al., 2009.）

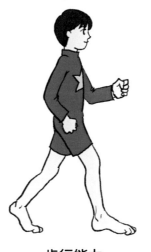

歩行能力

（Hughes et al., 1990）

足指の力とバランス・転倒などの関係性について、報告があります。

バランスについて

バランス能力は以下の2通りに分けることができます。
1）静的バランス：じっと姿勢を保っていることができる能力（例：片足立ち）
2）動的バランス：不安定状況下でも動作を遂行できる能力（例：綱渡り）
2つとも足指握力との関係が報告されており、足指握力が強い人は静的・動的バランスともに優れていると言われています。

転倒について

前述の動的バランスと転倒は関係が深いことが報告されています。また、足指握力と転倒経験、転倒リスクに関しての報告もされています。足指握力が強いほど転倒リスクが少ないと報告されています。

歩行能力について

下肢筋力が強い人ほど、歩行速度が速いことが報告されています。特に、足指握力が強い人は歩行速度が速いことが報告されています。
歩行最終期には、つま先でしっかり踏み切ることが重要です。
また、足指握力は、左右差がない状態ほど歩行中の動揺が少ないこともわかっています。
足指握力を鍛えるだけでなく、左右均等に鍛えていくことが重要です。

その他の運動機能

足指握力は特に瞬発力・敏捷性などと関係が深いことがわかっています。瞬発力（垂直とびなど）、敏捷性（反復横跳びなど）というと、日常生活で実施する場面は少ないように思いますが、不意なことがあった場合に転倒などと結びつかぬよう日々の練習が重要です。

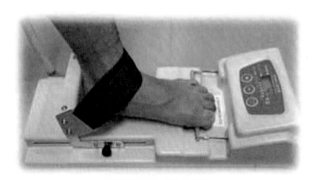

足指握力測定器

（T.K.K.3364b 竹井機器）

　足趾握力を測定する機器もあります。足趾握力機器を用いて行った研究の論文もたくさんあります。

　人は歩く時に踵から着地し、次に小指の側に体重がかかり、第4足趾、中指、第2指が接地し最後に親指方向に重心が移動します。親指が接地すると次の一歩を踏み出します。足の指に力が入りバランスを保つようになっています。足指が乱れると、膝、腰まで影響がでてきます。血行が悪くなると足指に症状が現れてきます。

足趾の変形

- 外反母趾：足裏横アーチの構造が崩れ足幅が広がって親指の付け根が曲がった状態

- 内反小趾：小指が第4指の側に内向きに曲がる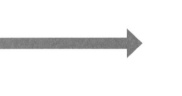

- 屈み指(ハンマー指)：指が折り曲がった状態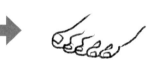

- 足指の密着：指が密着している高齢者が多い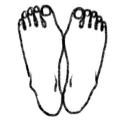

- マレット指：指の第一関節が木槌のように曲がっている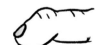

- クロー指(かぎ爪)：根元から先にかけて強く湾曲している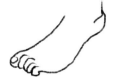

- 浮指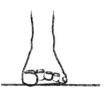

4-20 足指が変形する理由

　年齢を重ねるごとに足の指が動かしにくくなり、変形してくる場合が多いです。靴、運動不足、筋肉の衰えなど様々な原因があります。

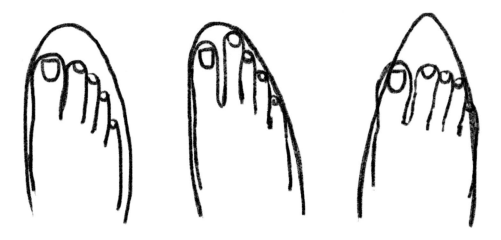

【足指が変形する理由】

• 先の細い靴を長く履いている。

• 歩行不足になっている。

• 下肢筋力の低下がみられる。

• 足筋力、足趾筋力の低下がみられる
　（足趾筋力と下肢筋力は関連性があります）。

• 歩き方に問題がある。

• 遺伝的な問題がある。

• 足に合わない靴を履いている。

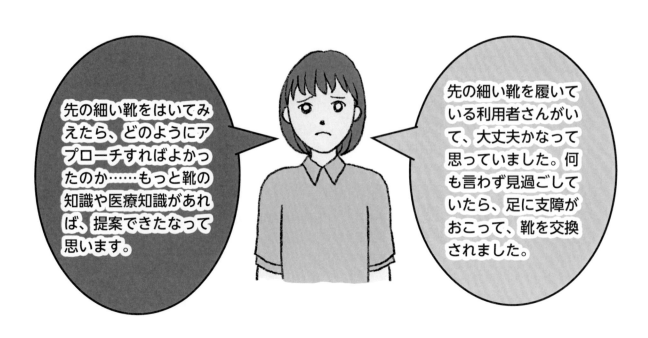

4-21 座りすぎ時間が長いことによるリスク

海外では長く座ることによる健康障害が問題になっています（大規模調査あり）。

- 生理学的にみても足の筋肉が動かない状態が続き、ふくらはぎの活動が停滞します。立っているときや歩行時に比べて、座っている姿勢では下肢の筋収縮がほとんど生じません。
- 大腿部は体のなかでも大きな筋肉がある場所です。座っている時間が長いと大腿部の筋肉の動きにも影響してきます。

【海外での研究】

　海外では、座り時間の長いことが問題視されているため、多くの研究論文が発表されています。 Sedentary で検索すると、多くの国際誌がヒットし、研究結果を見ることができます。

①前向きコホート研究では、より長い時間テレビを見ていた人（座りがちな余暇活動が長かった）のほうが歩行速度が遅かった（Keevil et al,2015）。

②前向きコホート研究では、過度の座りがちな時間と全死因死亡率のリスクが高いことの関連性が示され、座りがちな時間の短縮や中断の必要性が示唆された（Keith M. Diaz, et al, 2017）。

★定期的な歩行などの運動をしても座る時間が長ければ、意味がありません！！

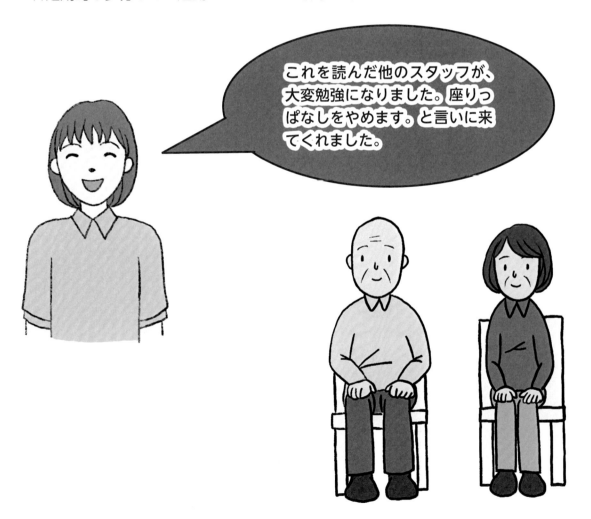

これを読んだ他のスタッフが、大変勉強になりました。座りっぱなしをやめます。と言いに来てくれました。

下肢血流障害の指標

- 歩行時痛・・・血流が悪くなることで足の筋肉に血液と酸素が十分行き渡らなくなり、足に痛みが現れる。
- 片側性の間歇性跛行（かんけつせいはこう）・・・少し歩くと、足が痛くなるが、休むと治る。
- 足部の冷感・・・体の末端の冷えにつながる。
- 下腿の体毛が減少する・・・足の血流が悪くなることで、毛が生えにくくなる。
- 爪母への血流不足による爪の脱落・・・
- 下腿部の筋肉緊張・・・血行が悪くなると老廃物が溜まり、筋肉が緊張する。

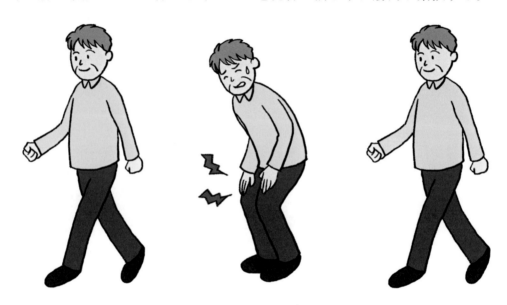

神経障害の指標

- 焼けるような痛み
- 足裏のしびれ
- 足がつる
- ぶつけてもわからない
- 足がジンジンする

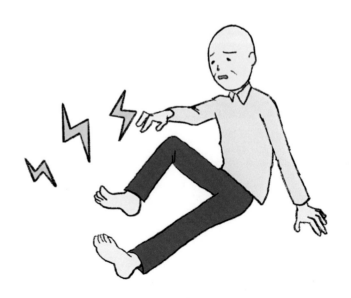

第5章

フットケア実践編

5-1 足のアセスメント

高齢者の足を守る流れ

1. 入浴時など利用者さんが靴下を脱いだ時がチャンスです。じっくり足指の間、かかと、足裏を見てみましょう。
2. 危険因子を見つけましょう。
3. 何をするべきか、考えましょう。
4. スタッフ間で相談しましょう。その後は本書の医行為チャートにそってケアを考えましょう（職種によって役割が異なります）。

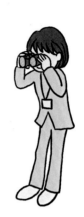

高齢者の足を守る流れ（例１）

 情報の収集

> デイサービスに通っている利用者さんから足の状態を伺います。医師や訪問看護師さん（利用している場合）からの情報があればあれば把握する。
> 例）車いす移動時に、足が車いすに接触し、下肢にびらん（皮膚の浅い表皮までの欠損）が発生。痛みはペインスケールで4

 情報の査定、判断、分析

> 連日、処置が必要。痛みのコントロールが必要

 健康上の問題の明確化

> 下肢にびらんがあるが、本人は処置ができない。入浴が好きなため，入浴を希望しているが、シャワーに変更する理由を理解してもらう。継続的な観察と処置が必要

 長期目標、短期目標の設定

> 長期目標：びらんを治癒し、入浴できるようになる。
> 短期目標：びらんの状態が改善する。疼痛が緩和できる。びらんが治癒するまでは、入浴しない理由を理解する。

 具体的なケアの実施

> 入浴は中止しシャワーにする。
> 看護職員：デイサービスに通っている時に（週3回）毎日処置、訪問看護師、介護スタッフと足の状態について連携する。
> 介護職員：シャワー時にガーゼを剥がす時に注意する。創傷の状態を観察し、傷の状態を看護師に報告する。資格の範囲で行える処置を行う。

評価　　　　　　　　　　　　　　評価

高齢者の足を守る流れ（例２）

情報の収集

デイサービスの利用者さんから足の状態を伺う。訪問看護ステーションを利用している利用者の場合は、医師や訪問看護師からの情報があればあれば把握する。
例）（主訴）足が急にしびれる　（客観的情報）疼痛、知覚鈍麻、
　　蒼白、脈拍喪失、運動麻痺など。

情報の査定、判断、分析

右足だけ冷たい？　血栓が詰まっている可能性もある。
主治医に相談、救急搬送が必要

健康上の問題の明確化

急に足が冷たくなったのは、生命に直結する問題の可能性あり

長期目標、短期
目標の設定

長期目標：適切な処置をしてもらい、元の生活に戻れるように
　　　　　する。
短期目標：下肢の血流の改善が図れ、症状が改善する。

具体的なケアの実施

この場合は、主治医に連絡をして救急車で搬送する。

評価

右足に血栓ができていた。
緊急手術で命を取り留めた。

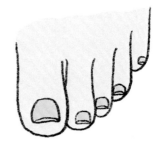

健康な爪の色

爪は皮膚の下に流れている血液が透けて見えるため
薄いピンク色に見えます。

健康な人の足裏

ほんのりピンクがかっています。タコやウオノメが
ありません。

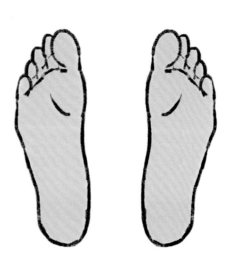

健康な人の足の循環と神経

健康な人の足の循環と神経は触れるとわかります。
足背動脈と後脛骨動脈を触知すると触れることがで
きます。足を触ると、触った感じがわかります。

健康な人の足指

5本指がしっかり地面についている。
(浮指の測定方法として、他の人に地面と足指の間に紙を1枚差しこんでもらいます。紙
が入る場合は浮き指状態です。)

第5章　フットケア実践編

5-3 Dr. Inlow が開発した1分間の観察方法

皮膚

- 爪は変色しているか？陥入爪があるか？長く伸びているか？
- 白癬菌（水虫）に感染している兆候があるか？
- 皮膚は変色しているか？肥大性皮膚病変、鶏眼（けいがん＝ウオノメ）
  胼胝（べんち＝タコ）はあるか？
- 創傷（openwounds）や亀裂はあるか？
- 足指の間に浸軟（しんなん＝ふやけ）があるか？

神経

- Ipswich TouchTest で反応があったか？

筋肉

- 関節可動域は十分できるか？
- 明らかに変形があるか？もしそうならどれくらい？
- 中足部は熱感があるか？発赤があるか？浮腫はあるか？
- 足の背部や下肢の毛の成長は減少しているか？
- 足背動脈や後脛骨動脈の触知はできるか？
- ふくらはぎと足の間や左右の足の温度の違いはあるか？

（In-low, S.(2004). The 60-second foot exam for people with diabetes. Wound Care Canada, 2(2), P10-1から）.

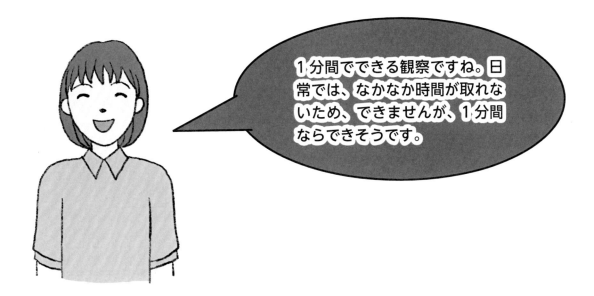

吹き出し：1分間でできる観察ですね。日常では、なかなか時間が取れないため、できませんが、1分間ならできそうです。

（右足　　年　月　日　　　様）

Right foot

Left foot

Dr. MENZ 開発スコアリングシステムに
一部追加（承認済）

• 爪　☆印 　変色や陥入爪、肥厚爪に☆マークをつける	☆ ☐	個
• 爪が伸びていたら×印	× ☐	個
• 皮膚の病変　◎印 　タコやウオノメ、潰瘍がある場所に◎をつける 　足指の間にふやけがある場合も◎をつける	◎ ☐	個
• 足指の変形　□印 　足指の変形があるところに□をつける	□ ☐	個

爪のアセスメント	右第1足趾	右第2足趾	右第3足趾	右第4足趾	右第5足趾
長さ：長い・普通・短い					
変色：有　無					
肥厚爪：有　無					
陥入爪などの炎症：有　無					
巻き爪などの炎症：有　無					

The IpswitchTouch テスト
（測定者が人差し指で被検者の第1、第3、第5足趾をタッチする）
被検者が感じると答えれば1点、感じないと答えれば0点

	第1足趾	第3足趾	第5足趾
右足			

検者が被検者の足背動脈と後脛骨動脈を触知し、触れれば1点、触れなければ0点、
浮腫があれば1点、なければ0点。＋1から＋4まで判定もできる。

	足背動脈	後脛骨動脈	浮腫
右足			

（左足　　　年　月　日　　　　様）

Right foot.

Left foot.

Dr. MENZ 開発スコアリングシステムに
一部追加（承認済）

• 爪　☆印 　変色や陥入爪、肥厚爪に☆マークをつける	☆ ☐	個
• 爪が伸びていたら×印	× ☐	個
• 皮膚の病変　◎印 　タコやウオノメ、潰瘍がある場所に◎をつける 　足指の間にふやけがある場合も◎をつける	◎ ☐	個
• 足指の変形　□印 　足指の変形があるところに□をつける	☐ ☐	個

爪のアセスメント	左第1足趾	左第2足趾	左第3足趾	左第4足趾	左第5足趾
長さ：長い・普通・短い					
変色：有　無					
肥厚爪：有　無					
陥入爪などの炎症：有　無					
巻き爪などの炎症：有　無					

The IpswitchTouch テスト
（測定者が人差し指で被検者の第1、第3、第5足趾をタッチする）
被検者が感じると答えれば1点、感じないと答えれば0点

	第1足趾	第3足趾	第5足趾
左足			

検者が被検者の足背動脈と後脛骨動脈を触知し、触れれば1点、触れなければ0点、
浮腫があれば1点、なければ0点。＋1から＋4まで判定もできる。

	足背動脈	後脛骨動脈	浮腫
左足			

5-5 爪を観察してみよう

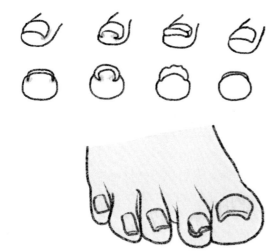

- 爪は伸びていませんか？
- 爪は短すぎていませんか？
- 爪は厚くなっていませんか？
- 爪の周囲はギザギザになって形が崩れていませんか？
- 爪は白、灰白色、黄色などに濁っていませんか？
- 爪の端が皮膚に食い込んでいませんか？
- 爪と皮膚の間が赤くなって炎症が起きていませんか？
- 爪が異常な形になっていませんか？

5-6 皮膚を観察してみよう

- 皮膚はむくんでいませんか？
- 脛骨を押すと圧痕が残りませんか？
- 皮膚の色は赤いですか？青いですか？
- 足は乾燥していませんか？
- 足の皮膚は乾燥してフケのようなものがボロボロとおちてきませんか？
- いつも痒いと言っていませんか？
- 触ると足は冷たいですか？
- 足指と足指の間はふやけていませんか？
- 足指と足指の間の皮膚はめくれたり赤くなったりしていませんか？
- 足の底には硬いところはありませんか？（鶏眼：けいがん＝ウオノメ　胼胝：べんち＝タコ）
- 硬いところを少し押すと相手の方は痛がりませんか？
- 硬いところを削ると皮膚に黒い斑点がありませんか？
- 痛みやかゆみはありませんか？
- 足の裏にひび割れができていませんか？
- 足の色は通常の色ですか？

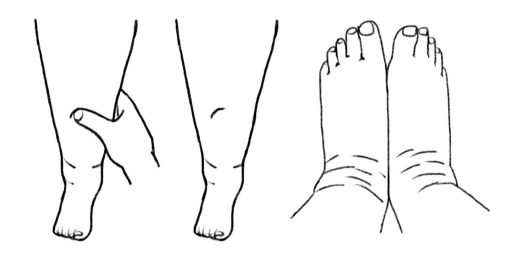

5-7 足指を観察してみよう

- 足指は変形していませんか？
- どうして足指が変形しているか考えてみたことがありますか？
- 足の指は開きますか？

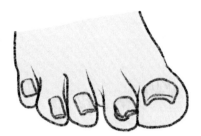 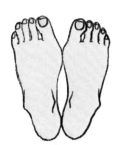 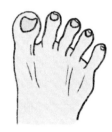

　動脈硬化が進行すると、狭くなった血管の内腔に血小板が付着して、血栓ができるリスクが高くなります。血流の悪い部分に潰瘍ができてしまうことがあります。血流障害の診断は動脈エコー検査などが必要ですが、検査の前に動脈を触知して把握することができます。

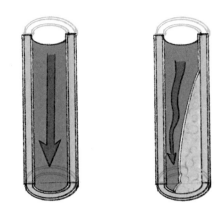

　端坐位から膝下を挙上して足の色を見る方法もありますが、高齢者の場合には、足背動脈、後脛骨動脈、膝下動脈の触知により大まかに血流障害をアセスメントすることができます。

注：歩行を数分行うと足が痛み、休息すると痛みが消
　　失する場合は、間欠性跛行の可能性があります。
　　医療機関に受診をすすめましょう。

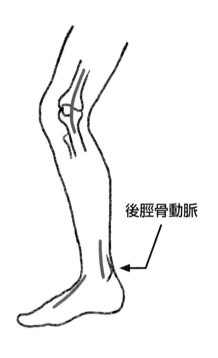

後脛骨動脈

　足の第1〜第2足趾の間の下側の足背で甲の骨にいかない部分（靴ひもを結ぶ部分）に手指の3本の指の先をあてて足背動脈を触知してみましょう。

注：足背動脈は、足背の長母趾伸筋腱と第2趾への長
　　母趾伸筋腱の2本の腱の間を走行（看護がみえる
　　vol.3　フィジカルアセスメント、MEDICMEDIA、
　　P.54）

　足背動脈は健常者でも10％は触知できないので後脛骨動脈触知をすることが多いです。
　後脛骨動脈はくるぶしの後ろにある動脈です。

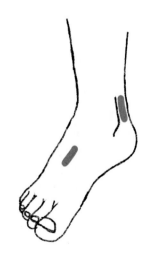

5-9 神経障害で足の感覚がない人には注意！

- 免疫力が低下すると、傷に付着した微生物が増殖する可能性が高くなります。
- 糖尿病の診断のある方など神経障害により痛みや熱さを感じない場合があります。
- 怪我や熱に気が付かないと発赤、びらん、潰瘍から足壊疽になるリスクがあります。
- 胼胝(べんち＝タコ)や鶏眼(けいがん＝ウオノメ)が悪化する可能性も高いです。
- 足をぶつけたり荷物を落としてケガをしたり、アンカなどで火傷をしないように注意してもらいましょう。

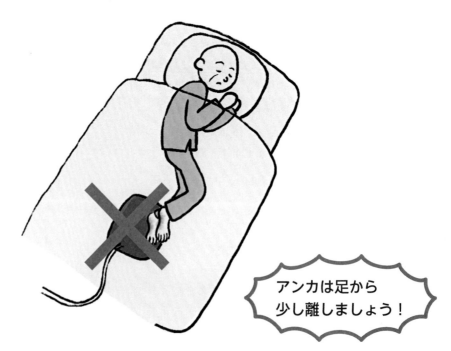

アンカは足から
少し離しましょう！

The ipswith Touch Test

利用者さんの第1、第3、第5足趾の足先を触って、"感じますか？"と聞いてみる。感じたら"ハイ"と答えてもらいます。

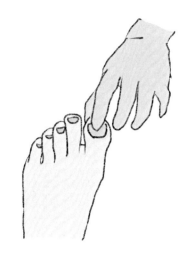

Monofilament Test

（モノフィラメントテスト）

知覚障害のうち、触覚を評価する検査器具です。母指の私腹、第3中足骨頭及び第5中足骨頭の足側面を検査し、いずれかの場所が知覚できない場合に、糖尿病性神経障害疑いと判定する方法が最も感度が高かった、という報告があります。

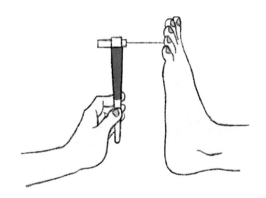

指わっかテスト

ふくらはぎのもっとも太い部分を両手の親指と人差し指で囲みます。

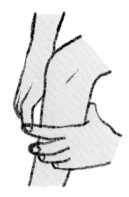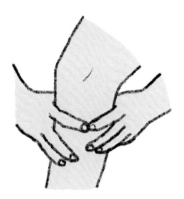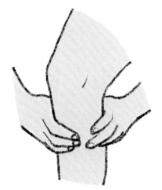

隙間ができるのは要注意

5-12 足をいろいろな角度から測定してみる

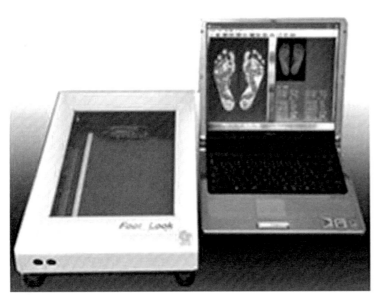

フットプリント

FootLook
（フットルック社）

台にのるだけで、足長、足幅、
指の角度、浮指の状態など、
足の状態を視覚的に捉えるこ
とができます。専用のパソコ
ンとスキャナーで解析が用意
にできて便利です。

第6章

フットケア実践編

6-1 利用者の足のケアのポイント

ー入浴時ー

- 血圧、脈など全身状態を把握します。
- シャワーに比べて入浴をすると毛穴がしっかり開くため、毛穴にたまった汚れを洗い流すことができます。毛穴には常在菌があるので、入浴が感染リスク予防にもなります。
- 足をよく見て、観察します(傷がないか？発赤はあるか？など)。
- 高齢者の皮膚は脆弱なので、弱酸性の泡石鹸を使用します。泡が出てくるので泡立てが不要になります。固形石鹸は、アルカリ性ですから皮膚のpHを考えると、弱酸性の石鹸が望ましいです。
- 綿のタオルややわらかいスポンジに泡石鹸をなじませて、ゴシゴシこすらないように洗います。ナイロンタオルは使わないようにしましょう。足指の間、足の裏、踵も忘れずに洗います。足指の間や足爪の溝、周りなど、タオルで届きにくい部位は、やわらかい歯ブラシや、ガーゼを使って洗うのもおすすめです。足専用のブラシも販売されています。

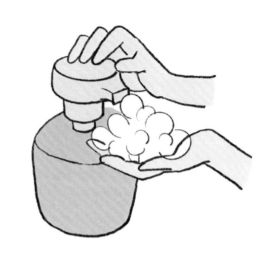

ー入浴後ー

- 両手の平で包みこむようにして拭きます。
- 室内温度に注意します。温かくしすぎると皮膚が乾燥しやすくなります。
- 足に水分が付いている状態で角質処理をすると、削りすぎることがあるため、角質処理は、シャワーや入浴後にするのがおすすめです。削りすぎないようにします。
- 皮膚がしっとりしている間に保湿剤を塗布します。
- 必要に応じて保湿します。(1日に2回推奨という学術データあります)。
- 指の間はガーゼなどを挟んでやさしく押し拭きします。

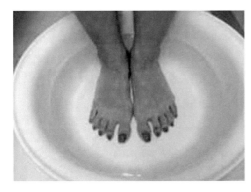 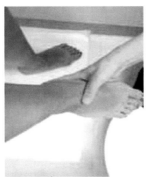 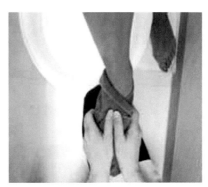

フットバス

1．フットバスの温度は38度から40度。浸かっている時間は3分から5分です。
2．足裏から支えて、ゆっくり足をお湯から出しましょう。
3．片足を上げ、タオルドライして足の状態をアセスメントします。
4．もう片足を、タオルドライして隅々まで足をアセスメントします。

　炭酸泉の入浴剤を利用しましょう。高濃度の炭酸である二酸化炭素が解けたお湯に浸かると、皮膚を通して毛細血管まで浸透し血中の濃度が上昇します。炭酸には、末梢血管拡張刺激、末梢拡張増加作用があります。

6-3 太田先生の足浴の感想

― 本書の冒頭でご紹介した医師の太田守武先生の足浴の感想です。 ―

「血行が良くなり体がポカポカして自然と笑顔になります。入浴剤も入れるので足浴とはいえ入浴している気分になれますね。生きているんだと実感できる瞬間です」。

太田先生は
2021年6月20日
宮城で聖火ランナーとしても
活躍されました！

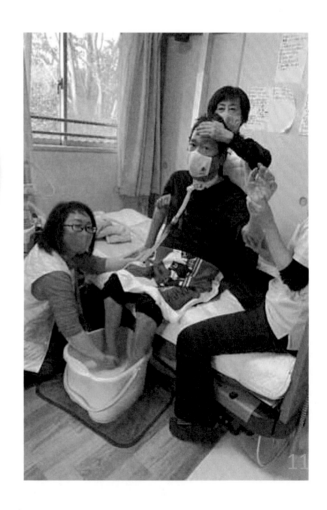

6-4 乾燥ケアと角質ケア

| 乾燥 | 皮膚の角化 | 角質層が徐々にはがれ、皮膚のバリア機能が低下。掻痒感が現れる。掻痒感があるとさらに掻いて皮膚を損傷するリスクがある。 |

| 皮膚表面がカサカサしていて粉のように散ることがある。 | 古い角質がたまり触ると皮膚が硬い。 |

| ゴシゴシこすらない。
石鹸は弱酸性のものを使用する。入浴後はしっかり洗い流す。お湯は38度から40度。
優しくタオルで拭く。
保湿クリームを塗る。 | 削りすぎない。
2〜3週間に1回。 | 削りすぎるとかえって硬くなる。 |

6-5 保湿剤の塗り方

- お風呂上りや足浴後に塗るのが効果があります（15分以内）。
- 足裏から足の指先、すね、かかとまでまんべんなく塗布します。
- 爪や爪の周囲にも塗布します。
  チューブ型：1FTU
  （FINGER TIP UNIT）《大人の第2指の先から第1関節まで、口径5mmのチューブから絞りだした軟膏の量に相当する》で片足分をカバーできます。
  ローション：一円玉大
  基剤は水中油型の高いものが望ましいです（尿素入りクリームなど）。
  ワセリンは石油から精製された油でべたべたしますが、保湿効果があります。セキューラは保湿効果がありベトつきません。ワセリンは値段も手ごろで薬局でも販売されています。
- しわにそってやさしく肌に浸透させます。
- テープがついているときはゆっくりはがすようにします。
- 重ねぬりはしないようにします。毛穴には常在菌があり、重ねぬりをすると毛穴がつまり、毛包炎などになるリスクがあります。

> チューブ型になっている軟膏などの薬剤を塗布するときの量も同じ目安です。

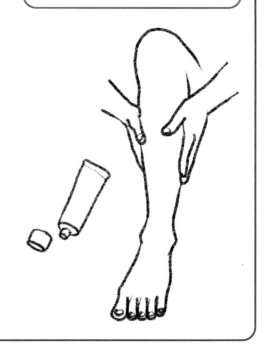

分類		基剤			例
疎水性基剤	油脂性基剤	ワセリンなど			白色ワセリン、亜鉛華軟膏など
親水性基剤	乳剤性基剤	親水軟膏など	水中油型	親水軟膏	ヒルドイドクリーム、ケラチナミン、ビーソフテンなど
親水性基剤	乳剤性基剤	吸水軟膏など	水中水型	吸水軟膏	ヒルドイドソフト軟膏、ヘパリン類似物資クリームなど
	水溶性基剤	マクロゴールなど			ソルベースなど

こまめに水分をとるように促しましょう。
ただし心臓が悪い方は医師からの制限が出されているか把握してください。
しっかり保湿することで皮膚の健康が守られます。

- 専用の足ヤスリなどを使用します。グラインダー、コーンカッター、メスなどを使用する場合は一定期間の練習が必要となります。
- グラインダーは、角質の粉塵が飛ぶのでゴーグルとマスクが必要です。粉塵を吸う機械もあります。
- スピール膏などのサリチル酸含有貼付剤は、角質を融解させますが、健常な皮膚までふやけてしまい、角質のバリア機能が低下するため注意が必要です。足の健康を考える多くの医師は、スピール膏を使用しないことをすすめています。

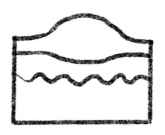

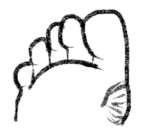

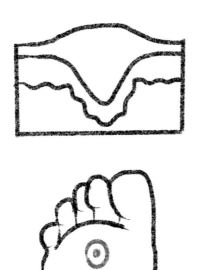

6-7 その他の皮膚に関するリスク対策

　テーピング、絆創膏、きつい靴下、足指の間に含むティッシュなど、異物が皮膚にあたると発赤が出現し、浸潤などの副時点な問題が生じます。こまめに皮膚の状態を観察し、異物を同じ部位に当てないように注意しましょう。

　スキンテア（皮膚裂傷）が起きた時は、皮膚を剥がすのではなく、皮膚を戻して、ワセリンを塗布するなどの適切な処置を行いましょう。

　スキンテアの治療は一般的な創傷管理の手順で進めます。
① 創洗浄を行い、感染予防と出血のコントロールを行います。
② 剥離した皮膚は切らずに残し、可能であれば皮膚を元の位置に戻してかぶせ、固定します。
③ 周囲皮膚の脆弱性、腫脹、変色または打撲傷について状況を評価します。
④ 皮膚は粘着力の弱い創傷被覆剤や透明フィルム、ガーゼなどで覆い、保護します。
⑤ ドレッシング交換は、1日から2日間隔で行います。
⑥ 再発予防のために目立ちやすい色のレッグウオーマーや手袋を使うこともあります。

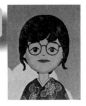

スキンテアの発生要因とは？その予防と対応

修文大学看護学部教授、名古屋大学名誉教授、名古屋 ET/WOC 看護師

前川厚子

　身体介護の中でも、移動や清潔ケア、排泄ケアに関わる方々は、スキンテア予防策や対応方法を知っておくこととよいでしょう。

　スキンテアの予防としては、ドライスキンの予防、皮膚の保護、ぶつかりやすいものからの保護ならびに対象者のケアを行う際の看護者・介護者の配慮が大きなポイントになると考えられます。ケアに関わる家族にもスキンテアを知ってもらい、患者さんの日常生活や生活環境におけるスキンテア発生因子を少しでも減らしていくことが大切です。

- 外力による発生要因（看護者・介護者によるケアの際に発生することが多い）
  ① 四肢がベッド柵に擦れて皮膚が裂けた（ずれ）
    ⇒ベッド柵にカバーを付け衝撃を緩和
  ② 医療用テープや絆創膏を剥がす時に、一緒に皮膚が剥がれた（摩擦）
    ⇒優しくケア
  ③ 車椅子等の移動介助時にフレーム等に擦れて皮膚が裂けた（ずれ）
    ⇒介助方法の学習と衝撃緩和クッション、レッグウォーマ着用
  ④ 対象者に関わる人全員の認識にするために、カンファレンスで申し送りをしたり連絡ノートに記載したりして、みんなで注意しながら予防と再発に努めます。
  ⑤ スキンテアの重症度を評価する際には、STAR（SkinTear Classification System）分類を用います。「スキンテア」のキーワードで WOCM 学会ホームページからダウンロード可能です。

前川厚子

修文大学看護学部教授、名古屋大学名誉教授、名古屋 ET/WOC 看護師

我が国におけるストーマケアのパイオニアであり、がん看護 CNS 教育にも貢献している。趣味は発明とモノつくりと読書 .....。学生からアツコ DX と呼ばれている。

6-9 足裏の角質ケアについて

- 足裏を保湿します。
- 乾燥や角質の軽いうちから皮膚を保護、保湿するためにクリームを塗ります(尿素系クリームなど)。
- 足裏の角質ケアは入浴後が望ましいという意見もありますが、フットケア専門家の山道先生は、入浴後は滑って削りすぎる可能性があるので入浴前が望ましいと言われています。一方、爪切りは入浴前ではなく、入浴後が望ましいです。
- 角質が重い場合は、レデューサー(足ヤスリ)や踵用ヤスリで削ります。または、ベビーフットなどのピーリングによる削らないケアもあります。
- 踵専用のヤスリは力を入れすぎず、一方向に動かします。
- ヤスリかけは両足で3分程度で充分です。やりすぎないように気をつけましょう。

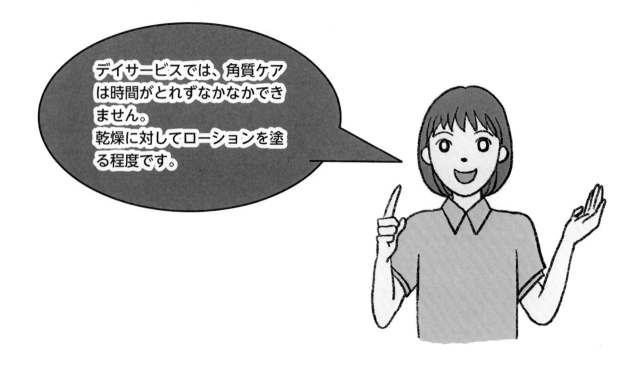

デイサービスでは、角質ケアは時間がとれずなかなかできません。
乾燥に対してローションを塗る程度です。

①削るケア

角質用のヤスリで削る方法

- 削りすぎると硬くなるため注意する
- 毎日削らない・角質ケアは皮膚ができるサイクルから考えて2.3週間に1回程度が好ましい

②削らないケア

角質軟化剤などでとる方法（必ずパッチテストをする）

- ベビーフット（フルーツ酸を主としたジェルローションが入ったフットパックに足を入れる。1〜2週間で皮膚がなめらかになる）
- 角質溶解剤（尿素軟膏10〜20%とサリチル5〜10%）

　角質ケアをやりすぎると、はがす必要のない角質までもはがしてしまい皮膚のターンオーバーを早めます。

豆知識
踵部は血管解剖学的な理由により側副路の形成が乏しい場所です。そのため、閉塞性動脈硬化症による虚血症状が他の場所より重篤になりやすいのです。
そのため、踵部の皮膚潰瘍や壊疽、踵骨骨髄炎は難治例が多く、他の場所の壊疽に比べ大切断術に移行する例が多いのが実臨床です。
菰田医師より

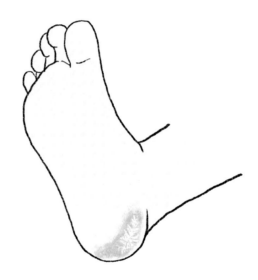

- 爪切り（足用には直角のものが望ましい）
- 赤ちゃん用のハサミ（爪の薄い人に使用）
- ニッパー（使用するのに練習が必要）
- グラインダー（使用するのに練習が必要）

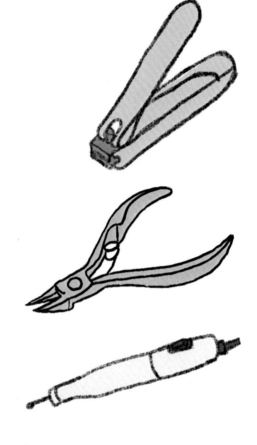

★グラインダーで爪を削るときは、粉が飛ばないようにする粉じん集塵機やドル箱キャッチャーなどがあります。

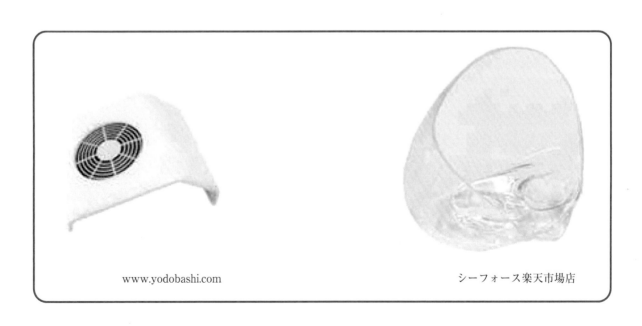

www.yodobashi.com　　　　　　　　　　シーフォース楽天市場店

足の爪切りをするのには爪切り、ニッパー、グラインダーを使います。最後にやすりで形を整えます。

- 爪はスクエアオフ(四角い形)に切ります。
- 切るときは、安全に足指を保持し、爪溝を清拭します。
- 切る足指の爪の裏側の皮膚を手前に引いて、爪と皮膚を離し、境界を見極めて、少しずつ切ります。
- 爪は指の先端より出ないようにします。深爪をすると、爪先の皮膚が盛りあがり、爪の変形の原因になりますから、切りすぎないようにしましょう。
- 両端はひっかからないように滑らかにします。
- 乾燥しないように爪の周囲に爪用オイルを塗りましょう。爪の表面にコーティングを塗りましょう。

爪の解剖をみても末梢骨は爪の長さよりも短いです。爪の先端が末梢骨の長さの足りない部分を支えています。そのため深爪をすると足指を支える力が減ってしまいます。

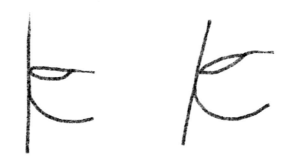

少し長すぎますね

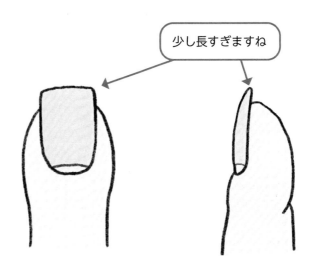

末端をネイルファイルで整えることで、靴下が履きやすくなり、高齢者の生活上の負担を軽減することができます。爪の形に合わせた角度で爪を整えます。

地域・在宅のケアの現場では手足の爪切りをする機会が多いです。

1. 爪の構造を理解しましょう。
2. 利用者さんの爪を切る方の視力は大丈夫でしょうか？細かい作業をしますので、目がよく見えない場合は拡大鏡など使用しましょう。場所によってはライトも必要です。
3. 切ったときに爪や爪の粉が飛ぶ可能性がありますので、ゴーグル、エプロン、マスク、手袋を使用しましょう。頭にディスポーザルのキャップもつけるのが望ましいです。
4. 足をのせる台を確保しましょう。切る側の姿勢がぶれないように台と椅子を確保しましょう。
5. 足の爪を切る前に、相手側の姿勢を整えましょう。
6. 足浴や入浴後などは爪が柔らかくなりますので切りやすいです。爪を切る前に爪に水分を与えると切りやすくなります。

爪切りの時の注意点は、藤井かし子著　地域在宅高齢者のフットケア施行に伴うリスク対策について、日本フットケア・足病医学会誌 2(1)27-31, 2021 も参照してください。

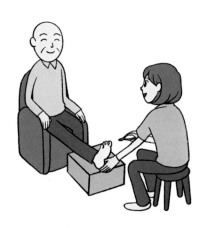

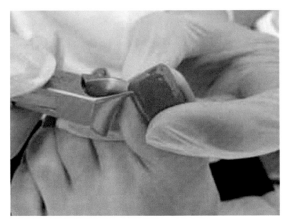

1.

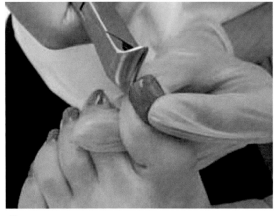

2.

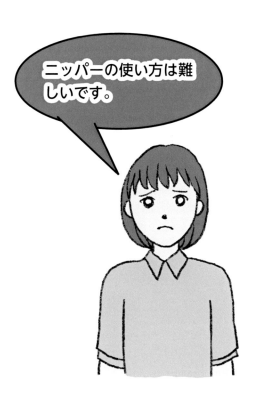

3.

1. 爪を切る前は、爪と皮膚の境目をしっかり見分けます（ゾンデを使うと効果的）。

2. カットする足指は他の足指から離し、指を支えます。ニッパーはフラットの方を持ち右端からカットしましょう。

3. 爪が長い場合は、ニッパーの刃先で右側の角を少しカットします。カットする爪がない場合はカットの必要はありません。

4. 爪が長い場合は、左側もニッパーの刃先で角を少しカットします。その場合、ニッパーは持ち替え、刃先が反対になります。カットする爪がない場合はカットの必要はありません。

一般社団法人日本フットケアフスフレーゲスクール資料提供

ニッパーの使い方は難しいです。

6-13 巻き爪、陥入爪のテーピング、コットンパッキング

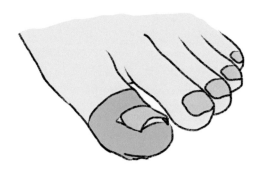

コットンを小さくまとめた爪の角に痛くない程度にそっと入れ込みます。不潔にならないように、入れたままにならないようにしましょう。毎日変えるのが望ましいです。

テーピングの方法もあります。

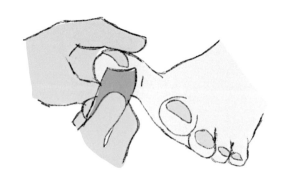

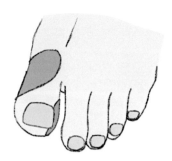

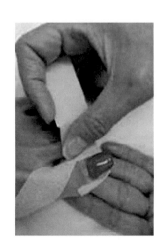

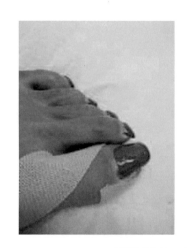

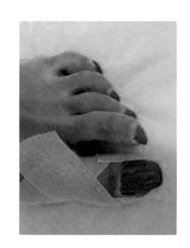

一般社団法人日本フットケアフスフレーゲスクール資料提供

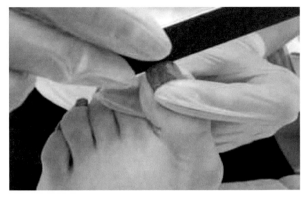

1.

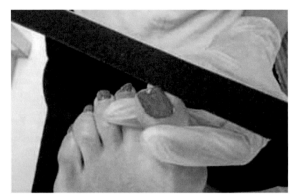

2.

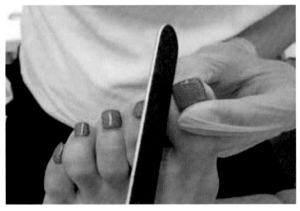

3.

爪やすり(エメリーボード)

1. エメリーボードの端を持ち、斜め45度に爪にあて右から左に向かい、削り整えます。爪が長い場合は、斜め45度、短い場合は、垂直にして整えます。

2. エメリーボードの端をもったまま、エメリーボードの端の方を爪にあて、左の角を削り整えます。

3. エメリーボードの端をもったまま、エメリーボードの先の方を爪にあて左の角を削り整えます。

一般社団法人日本フットケアフスフレーゲスクール資料提供

6-15 足裏の削り方

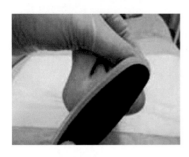 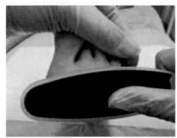 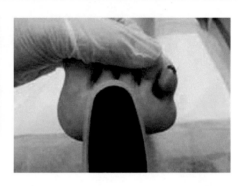

ファイリング（エメリーボード）

　削るところをしっかり伸ばし、ファイルをフィットさせ、いろんな方向からファイリングします。

一般社団法人日本フットケアフスフレーゲスクール資料提供

6-16 アーチの矯正

アーチの矯正にはテーピング、インソール、外科的処置などがあります。

- テーピングはコツがありますので一定期間の学習が必要です。整形外科やフットケアサロンではテーピングの高い技術を持つ人もいます。
- 足にあった靴選びをします。足の変形のひどい方は足の悩みに対して総合的に対応できる整形外科に相談をしましょう。医療保険で靴をつくることができます。
- ホーマン体操などの運動もあります。歩き方、姿勢も大切です。

一般社団法人日本フットケアフスフレーゲスクール資料提供

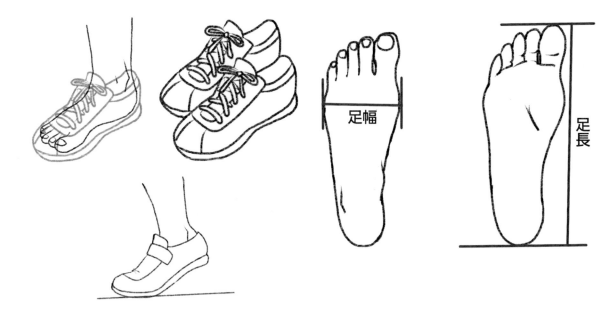

足幅

足長

① 窮屈でも緩すぎでもない。
② 足の前から3分の1（MTP関節）の位置で曲がる。
③ 靴底が平らで安定している。
④ つま先に余裕がある。指が自由に動く。
⑤ 足が前滑りしない（ひも靴がおすすめ）。
⑥ 靴のサイズは立位で夕方に合わせる。
⑦ 足囲と足長と足幅に合った靴を選ぶ。
⑧ かかと周りがしっかりしている。

　左右の足の高さに対して左右差や、足のアーチが低下しているなどの状態を放置しておくと、足のバランスが崩れ、全身に影響し、腰痛、膝関節の痛みなどが出る可能性もあります。
　インソール（中敷き）を敷くことが大切です。シューフィッターのいる靴の専門店に相談してみましょう。整形外科医の診察後、医師が必要と認めれば、保険適応となるケースもあります。

靴下の素材

- ナイロン、ポリエステルなどの化学繊維より、天然素材を選びましょう。
- 木綿やシルクなどを選んでもらいましょう。湿気を素早く逃がすので、汗を吸収しやすいです。通気性が悪い素材は、汗をかくと蒸れてしまい、足を冷やす原因となってしまいます。
- 靴下のゴムは緩いものを使いましょう。ゴムがきついと、血流を阻害してしまいますので要注意です。足を締めつけ過ぎず、サイズの合ったたものを履きましょう。
- 滑り止めがついている靴下は滑り予防になります。
- 靴下は毎日交換しましょう。

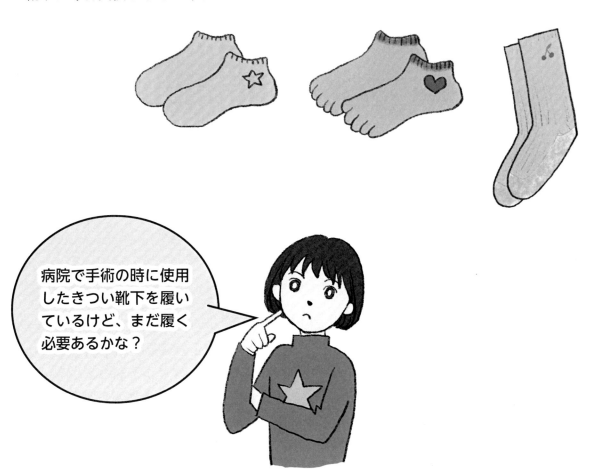

病院で手術の時に使用したきつい靴下を履いているけど、まだ履く必要あるかな？

糖尿病の方や糖尿病性腎症を持つ方へ！

足に傷がついてもわからないことがありますので、靴下の選び方が大事です。

- 血流を妨げないように開口部がしまっていない靴下を選びましょう。
- 縫い目のないシームレスと呼ばれる靴下をえらびましょう。または靴下を表と裏を逆に履くと縫い目があたらなくなるかもしれません。素材をよく見ましょう。
- 糖尿病の方は免疫低下のため、皮膚や爪が白癬菌に感染しやすい状態になります。蒸れにくい靴下を選びましょう。

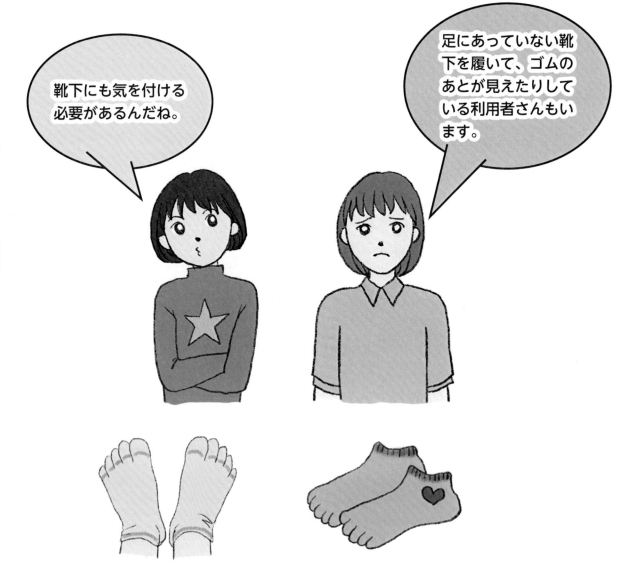

靴下にも気を付ける必要があるんだね。

足にあっていない靴下を履いて、ゴムのあとが見えたりしている利用者さんもいます。

5本指ソックスについて

　5本指ソックスは店や通販などで販売されています。5本指ソックスが足の健康にいいと思っている方が多いのか、履いている方をよく見かけます。そもそもスペインで開発されたものを日本で取り入れて、各メーカーがそれぞれの目的に合わせて製造してきました。

　足趾を広げたり、伸ばしたりすることによる血流効果、関節可動域と筋力の改善につながると考えられます。また、指の間が密着すると湿度も高くなるので、足指1本ずつの皮膚を引き離すことで、白癬を含め、皮膚のトラブルには効果的であると言われています。2017年の筆者の研究で、フットケアプログラムに5本指ソックスを導入しました。5本指ソックスを着用した3名は、当初足指があまり開かない状態でしたが、週2回の着用で、足指が開くようになりました。

　そのうち、一名は、デイサービススタッフや著者が、ケアのために足を触れると、けらけらと笑い出すようになりました。そして以前は夜中に起きてしまったのが、5本指ソックスを履いてからよく寝れるようになったと言っていました。昔は倒れた人がいたら足指を触って覚醒させたというような不思議な話もしてくれるようになりました。5本指に関しては、実験データも少ないため、逸話的な内容もありますが、実際に大規模調査で調べたら、いろいろな結果が期待できそうです。

6-19 足指の健康を守るポイント

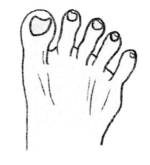

- 靴の見直し
- 整形外科医やシューフィッターに相談し、足にあった靴を作る
- インソール、外反母趾用サポーターなどを利用する
- 自分にあった靴を作る
- 靴の中で滑らない靴下を履く
- 5本指ソックスの装着。足の指を開くきっかけになる
  水虫対策になる
  ただし履くのに時間がかかるのでコツをマスターする

- ◆痛みを取り除く
- ◆痛みがあると歩行しにくくなるので、爪と皮膚の間に炎症がないかなど確認する
- ◆歩行運動や下半身運動をする
- ◆足指運動をする
- ◆胼胝(べんち＝タコ)、鶏眼(けいがん＝ウオノメ)の処置。タコやウオノメを放置しておくと、どんどん硬くなったり痛くなり歩きにくくなる。足裏のアーチや足指の変形の原因となる
- ◆爪の処置
- ◆爪を切りすぎてしまうと指を押さえる力が減ってしまうので切りすぎないように注意する

- 足趾(そくし)の間を観察しましょう。
- 足指の間にティッシュかガーゼを挟んでみましょう。浸軟していたり足趾(そくし)の間が密着していたら足指の間にティッシュかガーゼを挟んでみましょう（毎日交換が必要です）。
  ただし挟んだら、血流チェックが必要です。
- 足指をマッサージしてみましょう。足を拭くときに足指を軽くマッサージするのが効果的です。

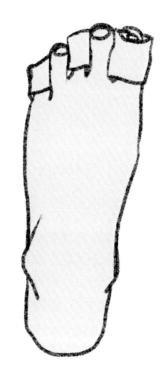

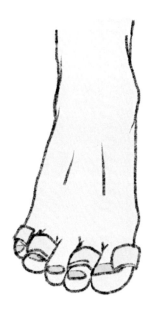

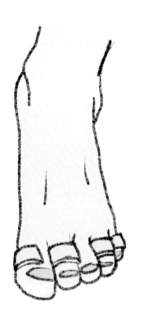

第7章

足と足指の運動

座りすぎの予防

リンパマッサージ

実践編

7-1 足の運動をする前の注意点

　愛知介護予防支援センター（H29年3月でセンターは終了）のHPを参照すると "高齢者では体調変化が生じやすく、疲労も蓄積しやすいため、運動中の安全面への配慮とともに、運動の実施前・実施後には体調を確認する"、となっています。運動開始前の体調チェックで以下に該当する場合は運動を実施しないと記載されています。運動もいろいろな種類がありますし、身体状態にも個別性がありますが、参考にできる内容です。

1．安静時に収縮期血圧 180mmHg 以上、または拡張期血圧 110mmHg 以上ある場合（血圧は十分に落ち着いた状態で計測する）
2．安静時脈拍が 110 拍／分以上、または 50 拍／分以下の場合
　いつもと異なる脈の不整がある場合
3．関節痛、腰痛などの自覚症状を訴える場合
　（風邪、発熱、疲労感、ふらつき、めまい、飲酒など）

現在の健康状態を評価

運動を禁止するべき疾患あり	運動を制限するべき疾患あり	現病歴、既往歴、服薬の確認
病院・入院リハビリプログラム	医療の方針に従った運動療法	安全管理・運動指導上の留意

愛知介護予防支援センター（H29年3月でセンターは終了）

http://www.ahv.pref.aichi.jp/kaigo/undou_anzen.html

7-2 足の運動時に留意するべきポイント

厚生労働省「運動器の機能向上マニュアル）です。足の運動をする際にも留意したいポイントです。

【主治医の判断で相対的に除外や運動の制限を考えるべき基準】

☐ コントロールされた心疾患・不整脈のあるもの

☐ 収縮期血圧 180mmHg 未満の高血圧のもの

☐ 慢性閉塞性肺疾患で症状の軽いもの

☐ 慢性期の関節痛・関節炎・腰痛・神経症状のあるもの

☐ 骨粗鬆症で、脊椎圧迫骨折のあるもの

☐ 認知機能低下により、参加が困難であるもの

☐ その他医師が除外や運動の制限を必要と判断したもの

【運動器の機能向上の適応を考えるべき基準】

☐ 慢性期の膝痛・腰痛であって医師から運動の制限を受けていないもの

運動参加の制限基準

対象者から除外すべきもの（健康診断、または主治医の判断に基づく）

【絶対除外基準】

☐ 心筋梗塞・脳卒中を最近 6 か月以内に起こしたもの

☐ 狭心症・心不全・重症不整脈があるもの

☐ 伸縮期血圧 180mmHg 以上、または拡張期血圧が 110mmHg 以上の高血圧のもの

☐ 慢性閉塞性肺疾患（慢性気管支炎・肺気腫など）で息切れ・呼吸困難があるもの

☐ 糖尿病で重篤な合併症（網膜症・腎症）のあるもの

☐ 急性期の関節痛・関節炎・腰痛・神経症状のあるもの

☐ 急性期の肺炎・肝炎などの炎症があるもの

☐ その他、本サービスの等の実施によって、健康状態が急変あるいは悪化する危険性があるもの

（出典厚生労働省「運動器の機能向上マニュアル）

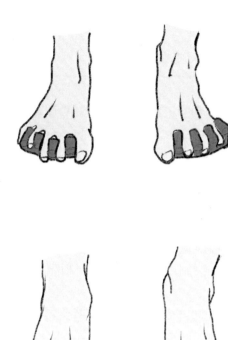

　右の絵のようなインソールもあります
が、長時間は使用しないようにします。
- 虚血になる場合もありますので、必ず
血流評価が必要です。
- 特定の足趾が開かないからといって1
か所や2か所の足指の間にインソール
は使用しないようにしましょう。
- 足指の間にティッシュをまく場合もあ
りますが、この場合も適宜、血流評価
が必要です。
- 5本指ソックス(足指の密着は離れる
が脱いだり履いたりするのが大変)も
効果的です。

　運動をするには準備体操が必要です。利用者さんには準備体操をすることをお勧めします。準備体操で、徐々に血液の流れを促し、これから動かす筋肉に準備をさせます。準備体操をしないと足に痛みが生じることがあります。末端分の小さい筋肉から大きな筋肉を動かすように誘導します。

1．まず、竹踏みなどで足裏の筋肉をほぐしましょう。竹踏みがない場合はタオルを使って足裏を刺激してみましょう。タオルがない場合、自分の右足で左足裏をこすったら、今度は反対の足裏をこするようにします。足の裏が全く触れない方には、足裏のツボを押したり、さすったりしてあげましょう。

2．足指体操をしましょう。足指体操はたくさんあります。足を開く運動、足の関節を曲げる運動などです。利用者さんの運動レベルに応じて、やりすぎに注意するよう伝えます。

3．足関節の曲げ伸ばしをします。

4．下腿を上下に動かす練習をします。

5．ゆっくり立ったり座ったりする練習をします。

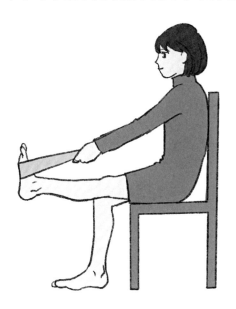
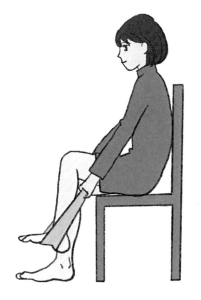

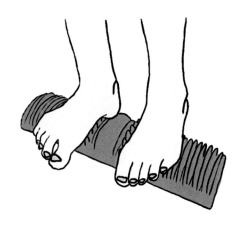

7-5 竹ふみ運動のすすめ

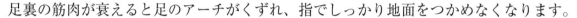

　竹ふみ運動は昔から伝わる健康方法です。
竹ふみ運動をやってみると体がすこしずつポカ
ポカしてきます。

　足の裏にはたくさんのツボがあります。

　足底に血液がうっ滞するのを防ぎ、足裏が柔
らかくなります。血行がよくなり老廃物を流す
ことができます。

　１日５分から１０分くらい行い、やりすぎに注意しましょう。

　足裏の筋肉が衰えると足のアーチがくずれ、指でしっかり地面をつかめなくなります。
- 踵の骨から足の指の付け根をつなぐ繊維が扇状の膜のように広がっています（足底腱膜）。足底腱膜は土踏まず（３つのアーチ）を支えるのに重要です。
- 足の裏には身体を支えてくれる「足底メカノレセプター」があります。親指に集中し、踵、５本指の付け根などにあります。

100円ショップでも竹ふみ用の竹が売ってました。しかし施設内では皆さん靴を履いて過ごしているので、なかなかできないのが悩みです。

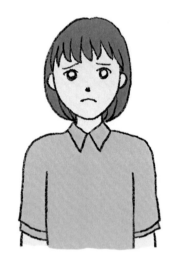

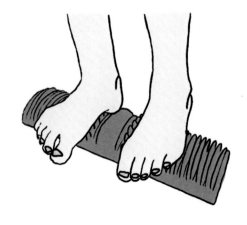

7-6 足つぼマッサージ

　マッサージをしながら足のツボを押します。湧泉は自律神経を整えるツボです。

　親指か人差し指か中指の第2関節で押してあげましょう（人差し指か中指のときは指をカギ型にします）。

　大脳の反射区は親指の足底部にあると言われています。

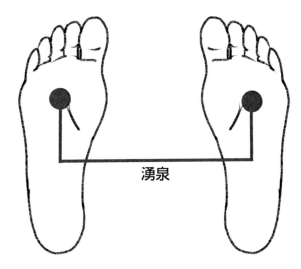

湧泉

足の指を曲げたときにへこむ所

　自分でもできるように、自分の手が足まで届く方には足つぼを教えてあげましょう。自分の手が足まで届かない方には、清拭時などに足のツボを教えてあげることもできます。

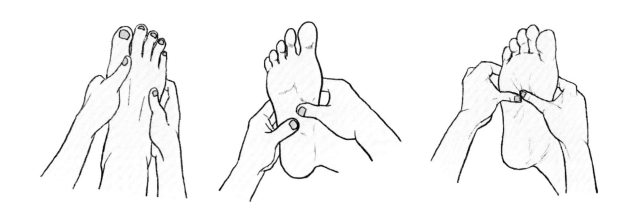

7-7 足指を動かしましょう

　足指の変形は足裏のアーチに影響します。縦アーチだけでなく、横アーチにも影響します。

　足指の屈伸運動をすると足関節が動きやすくなります。足指の筋肉は下肢筋肉とつながっているため、足指が変形すると下肢筋力まで影響してきます。急に足指の運動をすると痛みが発生する可能性があります。まずはストレッチ運動から始めましょう。

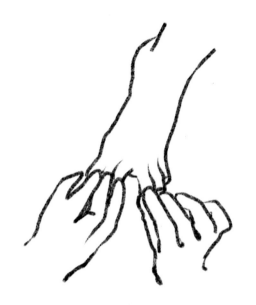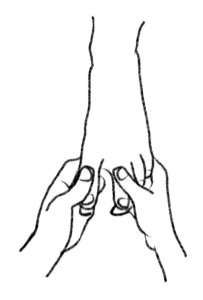

　手の指で一本ずつ摘まんだり、両手を使って開いたり閉じたりしてみましょう。拘縮のある方は痛みを伴いますので注意しましょう。優しく実施しましょう。

　現代人は靴を履いているので足の指が圧迫されて冷え性になっている状態も多いです。足の指先は心臓から一番遠く血液が届きにくい場所です。足の指先の毛細血管をしっかり動かすことで足指の血流をよくすることができます。ふくらはぎや足関節を動かすことも、足指までの血流を良くするので大切です。

7-8 椅子に座って足関節まわし

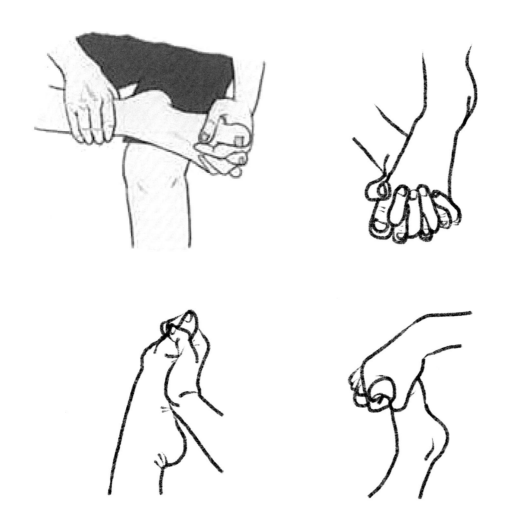

足関節運動

　足指が柔らかい人には足の指を手の指で挟んで関節を動かす運動をしてみましょう。ほとんどの高齢者の方は足の指が密着して開かない場合が多いので、中足趾節関節（MTP関節）を前後に動かすだけでも効果があります。足のむくみの原因となるリンパ液の流れもよくします。足指の間に手の指を入れてしっかり挟みこみ反対の手で足の甲を固定し、足指の屈筋と背筋をゆっくり行います（10回から20回）。拘縮のある方は痛みを伴いますので注意しましょう。

足趾(そくし)の筋力は下肢筋力につながっています。足指運動は足底感覚の改善や足部筋群や下肢筋力の向上にも役立ちます。足先からしっかり動かすことで全身のリンパや血流がよくなります。

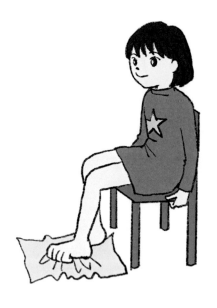

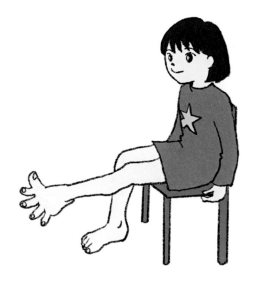

タオルギャザー運動
(内側縦アーチを整える運動)

椅子に少し浅く座ります。床に広げたタオルに足をのせます。かかとを視点にして床に広げたタオルを足指でたぐりよせます。

外側縦アーチを整える運動として、蝶々運動があります。足を地面につけ、小指側を持ち上げ、内側は重心をかけます。

グーチョキパー運動
(横アーチを整える運動)

足の指で小さくグー、チョキ、パーを5回ずつ交互に繰り返してみましょう。

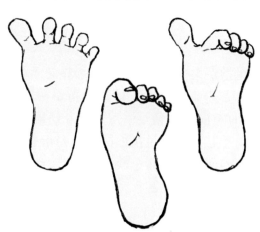

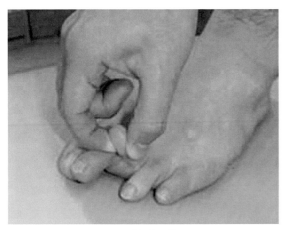

1. 足指伸ばし
各ゆび20秒ずつ伸ばす

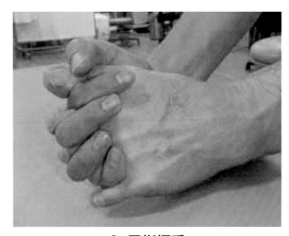

2. 足指握手
手とあしゆびで握手

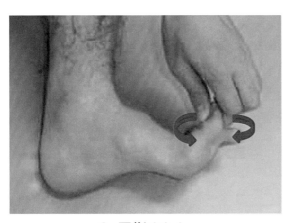

3. 足指まわし
各ゆび左右5回ずつ回す

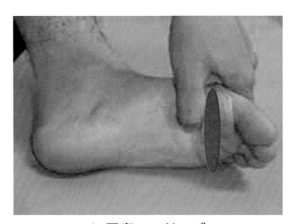

4. 足裏マッサージ
赤い部分のマッサージ

菰田拓之先生提供

Ⅰ．ストレッチング　30秒×2回

① アキレス腱伸ばし

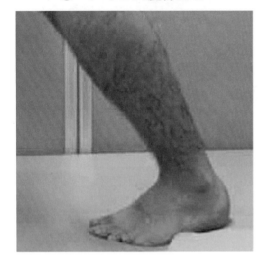

② あしゆび伸ばし

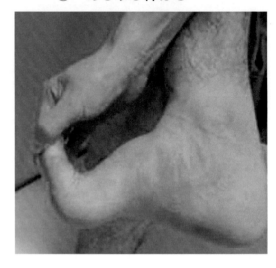

菰田拓之先生提供

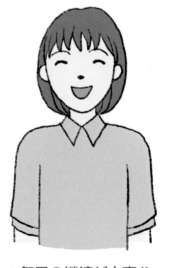

> 集団運動で取り入れようとしましたが、靴を履いているので、足指が伸ばしにく、あまりできませんでした。時間や取り入れ方を検討してみたいです。

毎日の継続が大事!!

Ⅱ. 筋力トレーニング　10回×3回

③　かかと上げ　　④　あし上げ　　⑤　タオル挟み

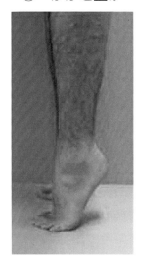 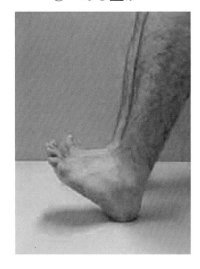 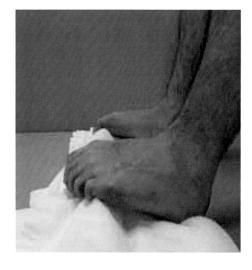

菰田拓之先生提供

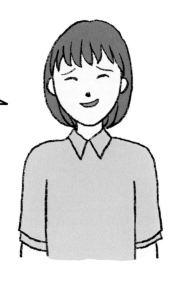

新聞紙でもやってみました。とてもいい運動だと思いましたが、クッションフロアのため、やりにくかったです。家でぜひやってみてね、にとどまっています。

毎日の継続が大事‼

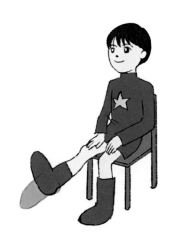 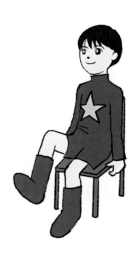 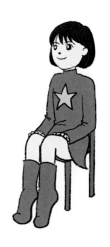 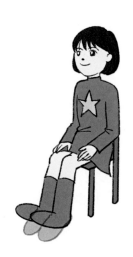

足を上下に動かします。
足を前後に動かします。
足を動かすと足の筋肉が伸びたり、縮んだりします。
血液を心臓にもどすように筋肉がポンプのように働きます。イチ、ニ、イチ、ニ（1、2、1、2）、と声を出して足を動かしてみましょう。

足首関節の可動域低下は歩行時のけり出しやバランスに影響します。

大腿四頭筋とは、大腿直筋、外側広筋、中間広筋、内側広筋の4つの筋肉の集合体です。足上げ運動で腹筋と大腿四頭筋が鍛えられます。

立った状態でのスクワット

ゆっくりと両ひざをまげ、ゆっくりとのばす。

ひざに痛みがある場合は、痛みのない範囲で行いましょう。

曲げる角度はできる範囲で！

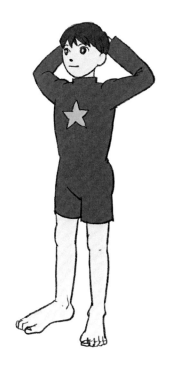 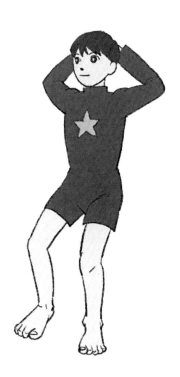

　足を上下に動かします。足を前後に動かします。

　足を動かすと足の筋肉が伸びたり、縮んだりします。

　血液を心臓にもどすように筋肉がポンプのように働きます。イチ、ニ、イチ、ニ（1、2、1、2）、と声を出して足を動かしてみましょう。

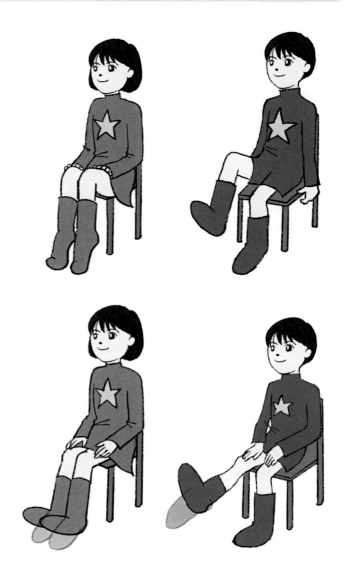

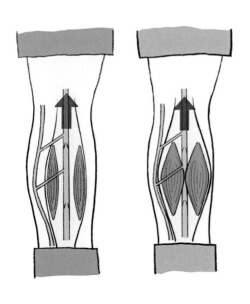

まず、足裏をしっかりほぐしましょう。竹ふみ運動もおすすめですよ。足の指はちょっとでもいいから動かしてみましょう。

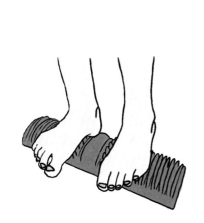

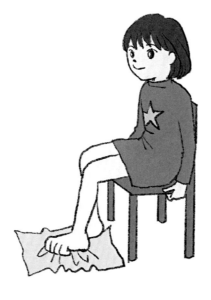

足の指で
タオルをぎゅーと
握ったり離したり
してみます

グー、チョキ、パーを10足の指でやってみましょう
グーチョキパー

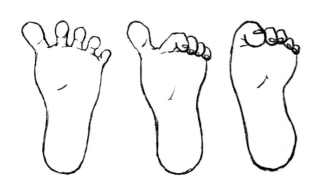

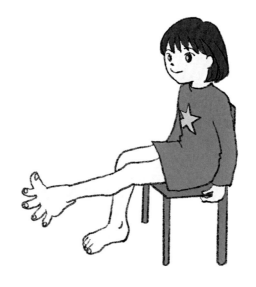

7-16 座りすぎのリスクと注意点

　長い時間座っていると、おしりの大きな筋肉が硬くなり、血行や代謝が悪くなります。足もむくみます。

　自分の指でお尻や腰の筋肉を押してみます。お尻の筋肉を動かしましょう。右側を浮かして、少し前に進めましょう。左側もすこし前に動かします。次に左側を少し浮かして、右側のお尻で、もとの位置にもどります。何回か繰り返しましょう。イチ、ニ、イチ、ニ（1、2、1、2）、と声を出して足を動かしてみましょう。

　30分から1時間に1回は立ちましょう。お尻を前にずらします。膝を曲げて、膝より顔を前にだします。前方にゆっくり立ち上がります。

　少しでもいいから歩きましょう。歩ける人は早歩きで10分歩きましょう。

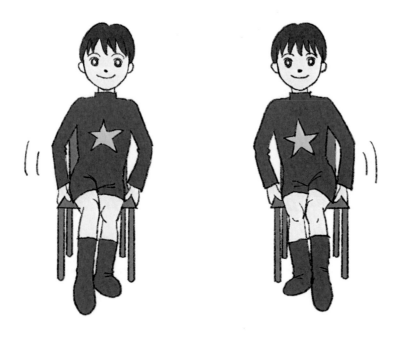

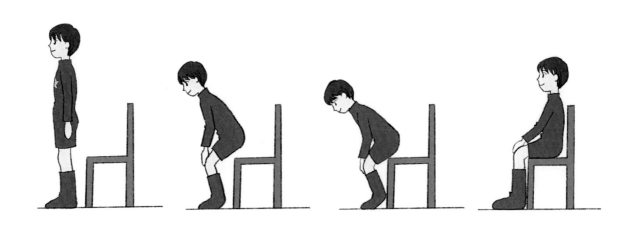

7-17 ゆっくり立つ

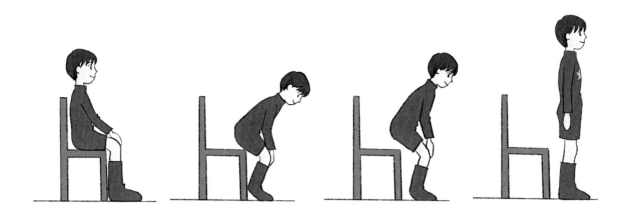

立ち上がるときは起立性低血圧に注意しましょう

　起立性低血圧とは、起きたり、立ったりしたときに起こる急な血圧低下のことを言います。仰向けや座位から急に立ち上がると、重力の関係で、血液が下半身にたまり、心臓に戻る血液が減少します。そのため、心拍出量が低下し、低血圧になる傾向になります。通常は、自律神経でうまく調整し、血圧のコントロールをするのですが、加齢などに伴い、血圧の調整機能が十分に調整できなくなると、血圧低下による立ち眩みやめまいを引き起こすことがあります。

起立性低血圧の予防

- 寝ている場合は、ベッドの頭を少しずつあげます。血圧や症状をみながら、起き上がる・立ち上がるような動作はゆっくり行います。
- 30分に1回は立ち上がるようにしましょう。
- ベッド、トイレなどから立ち上がる方法を習得しましょう。
- 座っているときは、背筋を伸ばし少し浅く座りましょう。少し足を開きましょう。
- 立つときは、膝を曲げて足を後ろに引く前に重心を移動させましょう。

リンパマッサージはリンパを静脈に戻す手技です。

皮膚の下や脂肪層の表在リンパ管には弁がありません。腋窩部や鼠径部のリンパ管に集合し、太い深部リンパ管に入ります。

リンパの大部分は鎖骨下の静脈（静脈角）に注がれ血液に戻ります。

ソフトマッサージと違い、浮腫がある場所を軽くなぜるだけでも太い深部リンパ管にもどすのに効果的です。

局所だけでなく、本来は、リンパの流れを整えるため、全身のリンパマッサージが必要です（深呼吸、肩回し、腋窩、鎖骨下など）。手技の取得には時間を要します。

リンパ節は体を保ってくれる大切な働きをします。リンパ節には特に白血球、リンパ球が集中しています。病原菌を食べてくれたり、次の侵入に向けて準備し、予防する働きがあります。

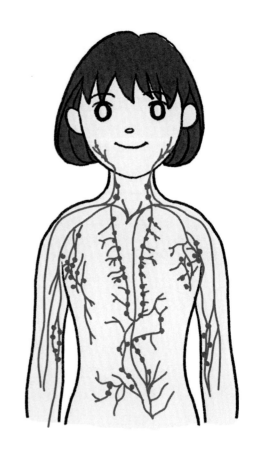

第8章

感染対策

8-1 フットケア時に、感染リスクが高まる要因

感染リスクが高まる要因

- 足浴するバケツ、爪切り、タオル、マットなど、利用者間で共有することが多い。
- 器材の消毒はアルコールで清拭するのみである。
- マットの洗浄は1日1回。
- バケツは水洗いだけ。
- 洗浄後のスポンジを湿ったまま管理しておく。

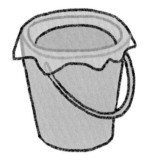

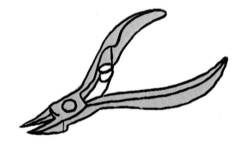

8-2 感染予防対策

感染予防対策　その1

- ノズル、メジャー、爪切り、やすりなどの使いまわしをしない。
- 爪切りは自宅から持参してもらい一人に一本使うのが望ましい。
- 共通のマットは使用しないのが望ましい。

感染予防対策　その2

- バケツにビニール袋を張って足浴するのが望ましい。ビニールを利用者ごとにとりかえる。
- バケツや洗面器には垢がたくさん付着しているため、洗浄を十分に行う。
- 垢を落としたあとに次亜塩素酸ナトリウム（ハイター）などに漬る。
- スポンジやブラシは使用後は洗浄し、乾燥させる。古くなったスポンジは思い切って捨てる。
  <u>注意！次亜塩素酸ナトリウムは皮膚に対する刺激が強いため、直接手を触れないように手袋をはめましょう。</u>
- 皮膚や衣類につたら直ちに水で洗い流す。
- 換気を十分にする。
- 塩素ガスが発生するため、目や粘膜に注意する。
- 脱色作用があるため、金属製の物品は避ける。

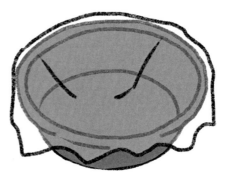

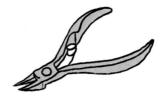

感染予防対策　その３

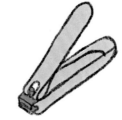

	洗浄方法
洗浄	あらゆる異物を除去する（細菌等の微生物、体液の汚れなど）
消毒	対象物から細菌芽胞を除くすべてや多数の微生物を除去
滅菌	すべての微生物を殺滅、完全に除去

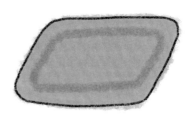

爪切りやニッパーなどの機材ははブラシ
（歯ブラシなども可）で洗浄

超音波洗浄機を使用

煮沸　70～80℃で10分

洗浄のポイント

水がはねて汚染物が広がらないように、バケツの中に水をためる。ブラシで洗浄したら、シャワーボトルなどを使って、流す

しっかり乾かす

使用後の爪切りをブラシで洗浄した後に、アルコール綿で拭き取ったり、15分ほど、オスバンやアルコール液に浸すという施設もあります。本来なら、超音波洗浄機を使用するか、煮沸をするのが望ましいです

8-3 次亜塩素酸ナトリウム（ハイターなどの漂白剤）の扱いに注意

- 低濃度でも細菌に対して速効的な殺菌力を発揮する。
- 金属に対する腐食性が高い。
- 漂白作用があるが脱色しやすい。
- 手荒れを招く危険性がある。
- 酸性の洗剤と混ぜると有害な塩素ガスがでるので注意が必要。クエン酸で掃除をする人もいますが、ハイターと混ぜないようにしましょう。

8-4 スポルディングの分類とその処理方法

器材の分類	器材	処理分類	内容
クリティカル分類 （高度リスク）	手術用器械、循環器または尿路カテーテル、移植埋め込み用具、針	滅菌	オートクレーブ EGG ガス 過酸化水素ガスプラズマなど
セミクリティカル （中等度リスク分類） 粘膜、創傷のある皮膚に接触	呼吸器回路、軟性内視鏡、喉頭鏡、気管内チューブ、フットケア器具（ニッパー、つめ切り、グラインダーなど）	高水準から中水準	グラタラール、フタラール、次亜塩素酸ナトリウムウォッシャーディスインフェクターを用いた熱水消毒
ノンクリティカル （低度リスク）分類	便器、血圧計マンシェット、聴診器、ガーグルベースン、尿器フットケア物品（バケツなど）	中水準から低水準	次亜塩素酸ナトリウム（ミルトン、ハイターなど）消毒用エタノール、熱水

※ E.H.Spaulding の分類を一部改変

8-5 足白癬の感染予防

感染予防

- 足の皮膚や爪を観察し、足白癬や爪白癬があると考えられる利用者には医療機関の受診をすすめ、適切な軟膏を処置してもらいましょう。
- マットをこまめに交換しましょう。一人に使用したら洗浄が望ましいです。特に白癬菌は湿った場所を好みます。湿度70度以上温度15度以上になると活発に増殖します。70〜80℃・10分間などの条件で熱水洗濯を行います。
- 爪切りは自宅から持参してもらい、持参した爪切りを使用するのが望ましいです(家族とは共用しないのが望ましい)。
- 白癬菌を除去するためのこまめな掃除がこころがけましょう。
- 白癬菌の爪や皮膚の処置には、エプロン、使い捨てキャップ、手袋を使用しましょう。

★足浴時にアロマオイル(ティートリー)を数滴いれると足白癬が改善されるという報告があります。

第9章

足を広い視野から考えてみよう

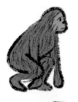

700万年前：猿人が木から降り草原での生活を余儀なくされる

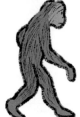

250万年前：石器を使うようになる

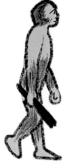

肉食が可能になり脳が進化

猿人の脊柱は次第に直立

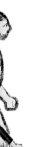
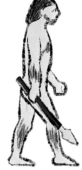

直立2足歩行で骨盤が開いて内臓の重さを支えるようになる。下肢骨延長

20万年前：今の現生人類が誕生

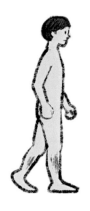

直立2足歩行が有利で、手の巧緻性が発達

　猿人類と人間の誕生時は、体重と脳の重さの割合はほぼ同じ。成人すると脳の重さは、例えばチンパンジーと比較すると3.6倍ほどになります（人間はどこまで動物か, アドルフ・ポルトマン　高木正孝訳, 岩波書店, 1961）

　人の歩行は正常歩行と異常歩行にわけられます。足に問題があると、正常な歩行ができなくなり、転倒しやすくなります。

◆正常でない歩行の要因：
　年齢、精神状態、歩き方の癖、身体的特徴、足の問題

◆異常歩行の要因：
　加齢、神経筋疾患、運動器疾患、筋疾患など

◆すくみ足：
　中枢神経疾患下肢の屈筋と伸筋が同時収縮

◆小刻み歩行：
　血管障害性対麻痺、脳卒中、パーキンソンなど前傾姿勢で足底をこする

◆間欠性歩行困難症
　下肢の動脈の閉塞や狭窄が原因で見られる歩行など

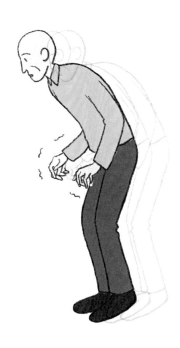

9-3 フレイル・サルコペニア・ロコモティブシンドローム

フレイルとは？
日本老年医学会は、高齢者の筋力や活動が低下している状態（虚弱）と提唱しています。
介護が必要となる前の段階。加齢に伴う筋肉や身体機能の低下のほか、活力の低下などの精神、心理的問題、社会的問題を含み、健康障害を起こしやすくなった状態です。

サルコペニアとは？
加齢に伴って筋肉量が減少し、筋力や身体機能が低下している状態。
進行するとフレイルの重要な要因となります。

ロコモティブシンドロームとは？
筋肉や骨、関節、軟骨、椎間板といった運動器の障害により、歩行や立ち座りなどの移動機能が低下し、日常生活に障害をきたす状態です。要介護になったり、要介護になる危険の高い状態です。

フレイルとサルコペニア　ロコモティブ

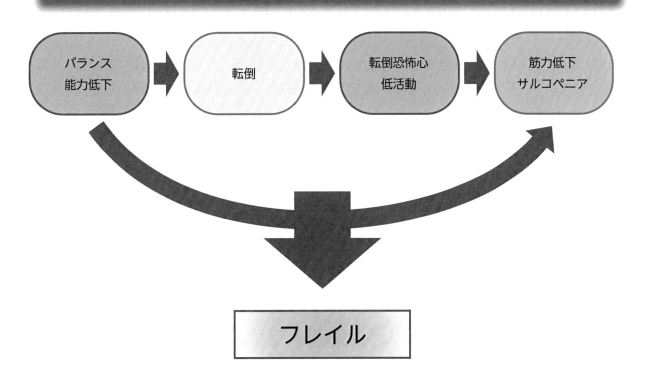

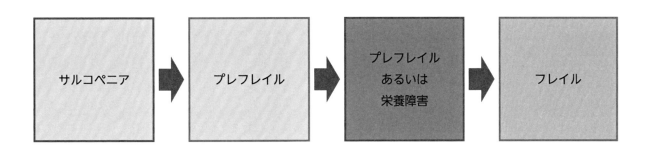

フレイルの要因：
サルコペニア、筋力の低下、骨量減少、原因が特定できない、加齢、バランス障害、栄養障害、全身的な
deconditioning など

出典：Topinkova:E 2008
Aging, disability and frailty

9-4 忍者の歩き方

　忍者について、なんとなく聞いたことがあるという方が多いと思います。

　忍者は、日本の歴史の中で、かなり昔から活躍していたようですが、はっきりはわかっていません。戦国時代から江戸にかけて忍者が活躍し、生み出した忍術は、いくつかの記録に残されています。

　古文書「万川集海」「正忍記」「忍秘伝」は忍者の三大秘伝書と言われています。忍者は非常に厳しい状況のなかでも自らの心と体を守る達人でした。忍者は普段は、農耕作業をしながら、日常的に忍者としての訓練を行いました。

　足の強さに関しても卓越したものがありました。

　現代で生活する私たちは、歩行するとき、右足で踏み込んだら左手が出る、左足が出たら右手がでるという歩き方をしていますが、これは西洋から入ってきた歩き方です。

　この動きは上半身を少しひねるので余分な体力を消耗することになります。忍者が生きていた時代は、ナンバ歩きという歩き方をしていました。西洋歩きと反対で、右足で踏み込んだら右手がでます。歩くときに体に捩りがないので、無駄な体の動きがなく、体力の消耗もない、歩き方です。足場が悪い場所でも安定して歩けることができるのです。当時は情報を届けるにも、インターネットはもとより、車も電車もなかったので、江戸から京都まで、歩いて情報を届けていました。ナンバ歩きでは1日に100キロ以上歩くのが可能だったといわれています。忍者は機密情報を伝達するという重要な役割をしていましたが、江戸から京都まで3日間で情報と届けたという話もあります。

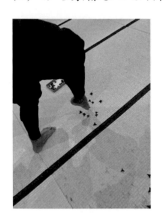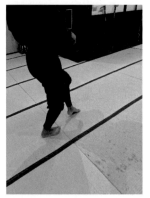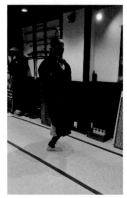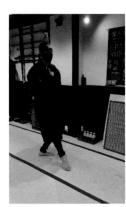

写真提供　伊賀流忍者道場「NINJA DOJO and STORE」https://ninjadojoandstore.com

　京都にある忍者道場に、修行に行ってきました。

　忍者道場の先生にお願いして写真を撮らせてもらいました。抜きあし、さしあし、忍び足という言葉を聞いたことがあるでしょうか？

　忍者は家に忍び込むときに存在を知られないように、足音を立てずにこっそり歩く方法を使っていました。抜き足は足をそっと抜きあげてあることです。

　さし足は、足をものに差しいれるようにつま先からおろしていく方法です。足を引いて太ももを持ち上げ、足先から床につけて歩く方法です。抜き足、さし足だと足先で触れたとたん、足を上げてよけることができます。忍び足は言葉通り、足の小指側から音がでないようにこっそり床につく方法です。

近代の看護をきづいたナイチンゲールは、「看護覚書」の中で、患者のケアの時は静か
に歩くようにと記していますが、ケアをするときは、不安を増長させないためにも静かに
歩くことが大事です。特に夜間帯の巡回時などは、忍び足を使って歩くといいかもしれま
せん。

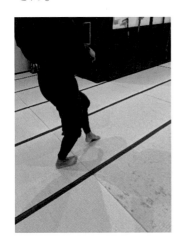

　　　　　　　すり足は、足をするように動かす方法です

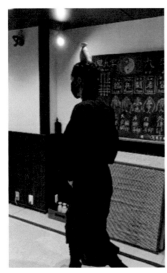 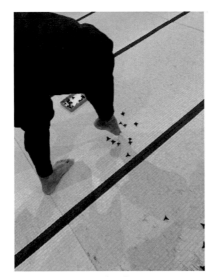 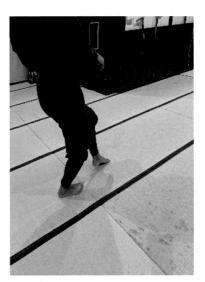

写真提供　伊賀流忍者道場「NINJA DOJO and STORE」https://ninjadojoandstore.com

　忍者道場の先生から、忍者は歩行を安定させるために、熱湯を入れた湯かんを頭におい
て歩行練習をしたと伺いました。忍者道場では熱湯は入れませんが、湯かんを頭において
練習をします。

　江戸時代に儒教学者、貝原益軒が『養生訓』、平野重誠が『病家須知』を著しました。『養生訓』は健康読本、『病家須知』は、家庭看護書、健康読本に値するものですが、足指について多く記載があります。また、両書について特徴的なのは、導引法を取り入れているところです。導引とは、古くから仙人がおこなってきた修行法で、中国由来の古くから行われている健康法です。様々な記述を読むと、だいぶ古くから日本にも伝わってきていたようですが、記録がされている古文書も少ないため、はっきりしたことはわからないようです。肢体や関節を動かし、屈伸させたり、体を摩擦させたりして、身体のコリ、しこり、つかえなどを解消する体操をして、心と体を本来あるべき健康な姿に戻します。気を巡らすために、手足を動かすとともに、体をなでるのが特徴ですが、足指や足裏を触れたり、マッサージすることについて記述されていますので後ほどご紹介します。

　貝原益軒は、健康を維持するために導引法、呼吸法、食事等、様々な養生の術を示しましたが、その底流として、いかに心をコントロールするかについて記載しています。貝原益軒が生きていた江戸時代の平均寿命は 40 歳から 50 歳でした。そんな時代に益軒は寝たきりにもならず、認知機能も低下せず、84 歳まで人生を全うしたのです。まさに健康維持のお手本を示した人生でした。その益軒が足指について、様々記載してるのは注目すべきです。

　養生の術は、まず自分のからだをそこなう物を遠ざけることである。からだをそこなう物は、内欲と外邪とである。内欲というのは、飲食の欲、好色の欲、眠りの欲、しゃべりまくりたい欲、喜・怒・憂・思・悲・恐・驚の 7 情の欲のこと。外邪とは天の四気である。風、寒、暑、湿のことである。

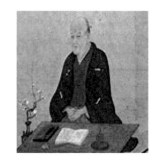

以前、デイサービスの高齢者の方々にご協力をいただき、フットケアの研究をした時のことです。ある女性が、以前は夜中に起きてしまったのが５本指ソックスを履いてからよく寝れるようになったと語っていました。昔は、倒れた人がいたら足指をさわって覚醒させたという不思議な話もされるようになりました。

そんなこと本当かな？と思っているうちに時が過ぎていきました。

そんなある日、江戸時代に儒教学者、貝原益軒の『養生訓』を読んでいたら、こんなことが書かれていました。

　五更（午前四時）に起きて坐り、一方の手で足の五指を握り、他方の手で足の裏をながく撫でさするがよい。こうして足の裏が熱くなったら、両手を使って両足の指を動かすがよい。この法は召使いにも命令して、このようにさせる。また別の説で、五更にかぎらず、毎朝起きて坐り、こういうことをながくつづけると、足の病気がおこらない。上気を下し脚の弱いのを強くし、足のたちにくいのがなおるという。これは、たいへん効能があると古人はいっている。『養老寿親書』にも東披の説にもそのことが見られる。

「養生訓」貝原益軒　松田道夫訳　巻五，p.121-122

　『貴人の前に長くかしこまっていたり、殿様の邸に長く座っていると足がしびれてにわかに立てず、倒れてころぶことがある。立とうとする前から、自分で足の左右の大指を何度も動かし、屈伸するがよい。こうするとしびれて動かぬことを防いで、立てないという心配がない。ふだんから、時どき両足の大指を屈伸させ、厳重に習慣づけるとこむら返りの心配がなくなる。またこむらがえりを起こした時も、足の大指を何度も動かすと治る。これは救急法であるから、覚えておかないといけない。上気する人も、両足を伸ばして大指を何度も動かすがよい。こうすれば気が下がる。これもまたためになる方法である』

「養生訓」貝原益軒　松田道夫訳　巻五，p.123-124

9-6 江戸時代、貝原益軒がすすめた導引法による全身ケア。咽頭ケアと足指ケアも含まれていた！

「病家須知」平野重誠著

<u>夜寝るときに歌をうたい、胸、腹、腰、四肢を撫で、息を臍下丹田に送る簡単で行いやすい方法で病を癒す方法を公開</u>　　　　　　　　　（第1第2第3の術あり）

　江戸時代の町医者である平野重誠が記載した『病家須知』に記載がある導引法は呼吸法と歌も取り入れています。ぜひ、やってみたいものです。

　その方法とは、すべての仕事が終わってから便所に行き、寝巻きを着、心を落ち着かせて床に入る。仰向けに寝て肩と首のあいだをゆっくり伸ばし、両手を身体に沿わせて下に垂れ、両手を伸ばして全身の力を抜いて楽にさせ、たとえるならば死んだらこうかと思えるような状態になって、まず、口を開いて臍下丹田から息を七回吐き出す。口と目を閉じて心静かに両手で胸の両側面から下腹まで、歌を二一回唱えるあいだ、じっくりと撫で下ろす。これが第一の術である。その後、両もものつけねから腰のつがいにかけて、太ももの内外を膝のほうへ代わる代わる力を入れて手の届くところまで、歌七回の間、撫で下ろす。これが第二の術である。それから、歌七回のあいだ、両足を伸ばし足の親指を揺り動かす、これが第三の術である。以上、歌三五回をゆっくり唱えて、すべてが終わったら、そのまま以前のように全身をゆったりとさせて、少しも緊張したりかたくなったりしたところがないようにし、二一回、鼻から息を入れてゆっくりと臍下丹田に送る。このときには、ただ息が臍下丹田に届くことだけに意識を集中させ、ほかのことは考えない。数えるように息を吸うたびに鼻から出し、口は一切開いてはならない。腹にしこりがあるため、息がそのかたまりのあるところにつかえて臍下丹田に届きにくいという者もいるが、日を重ねて行なえば、必ず臍下丹田に届かない者はいないはずだ。歌は『万葉集』に出ている田口益人太夫が詠んだ「いほ原の　清見の崎の　三保の浦の　ゆたけき見つつ　物思ひもなし」という歌である。

平野重誠「病家須知」小曽戸洋監修 中村篤彦監訳、
東京、農山漁村文化協会、2006、42-48

導引の法を毎日行なうと気を循環させ、食物を消化し、積聚をおこさない。朝まだ起きないうちに、両足を伸ばし、濁った気を吐きだし、起きて坐り、頭を仰むかせて、両手をくみ、向こうへつきだし、上にあげる。歯を何度もかちかちいわせ、左右の手で項をかわるがわる押す。そのつぎに両肩をあげ、首をちぢめ、目をふさいで、急に肩をさげる運動を三度する。つぎに顔を両手でたびたび撫でおろし、目を目がしらより目じりに何度もなで、鼻を両手の中指で六・七度撫で、耳を両手の両指ではさんで撫でおろすこと六・七度、両手の中指を両耳に入れ、さぐるようにし、しばしば耳孔をふさいだりひらいたりする。両手を組み、左へ引くときは頭を右へまわし、右へ引くときは頭を左にまわす。これはおのおの三度。つぎに手の背で左右の腰の上を、わき腹からななめ下に十余度撫でおろし、つぎに両手で腰を押す。両手の掌で、腰の上下を何度も撫でおろす。これは食気を循環させ、気を下す。つぎに手で臀の上を軽く十余度打つ。つぎに股・膝を撫でおろし、両手を組んで一方の膝がしらをかかえ、足を先へふみだすようにし、左右の手で自分のほうに引きつける。左右の足ともこのように何度もやる。つぎに左右の手を左右のふくらはぎの表裏を、数度撫でおろす。つぎに片足の五指を片手でにぎり、湧泉の穴（土ふまずの中心部のくぼみ）を左手で右を、右手で左をそれぞれ数十度撫でる。両足の大指をよく引き、残る指もひねっておく。これが術者のやる導引の術である。余暇のある人は毎日これをやるがよい。また召使いや子どもに教えて、胻（はぎ）を撫でさせ、足の裏をしきりにこすらせ、熱くなったところでやめる。また足の指を引っぱらせる。朝夕にこうすると気が下り、気が循環し、足の痛みをなおす。たいへん健康によろしい。遠方へ歩いていこうと思うまえ、また歩いたあと、足の裏を右のようにして按摩しておくのがよい。

　膝から下の、はぎの表裏を人に命じて手で何度も撫でおろさせ、足の甲を撫で、その後、足のうらをしきりに多く撫で、足の十趾を引っぱらせると、気を下し循環をよくする。自分でやるのがもっともよい。これは良法である。

「養生訓」貝原益軒　松田道夫訳
巻五　P.119-120

9-7 貝原益軒の健康書に飲み込みのことが記載されていた！！

　両手の親指をまげて、これを残った四つの指で握って寝ると、手を胸の上にのせないから、うなされない。あとでは習慣になって眠ってしまっても指を開かなくなる。この法は『病源候論』（隋の医者巣元方の著書）という医書に書いてある。夜に寝る時、のどに痰があったら、かならず吐いておく。痰があると眠ってからうなされて苦しむ。老人は夜寝るまえ、痰をとる薬をのめと医書に書いてあるのもこのためだろう。夕食や夜食に気をふさぎ痰をたまらせる物を食べてはいけない。うなされることを恐れるからである。

「養生訓」貝原益軒　松田道夫訳　巻五　P.118

9-8 足をつかう格闘技カポエイラの話

　カポエイラってご存知ですか？ブラジルの奴隷たちが、音楽に合わせてダンスに見せかけて、練習をしていた格闘技です。日本でも教室がたくさんあります。

　愛知県名古屋の教室の林先生はカポエイラについて以下のように説明してます「カポエイラは格闘技ですが、音楽のリズムに乗りながら、ダンスのように動きます。逆立ちや側転、宙返りなど、様々なアクロバットの動きが融合して1つになっています。相手との駆け引きを楽しみながら、まるで踊っているようにお互いに多彩な蹴り技を繰り出します。カポエイラはブラジルの国技で、2014年11月にはユネスコによって無形文化遺産に登録されています」

　奴隷の人たちは支配者からの理不尽な扱いをされ、身を守るように護身術を身に着けるようになりました。奴隷で手かせを張られても、護身をしていたイメージも浮かんできます。ダンスに見せかけて護身のため格闘技をしているという深い意味のある格闘技です。

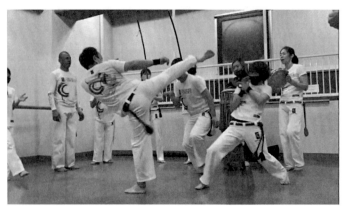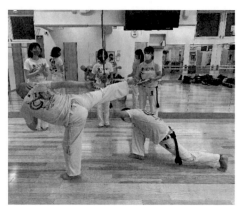

写真提供　COMUNIDADE DE ESTUDOS PESQUISAS DA CAPOEIRA

9-9 フットケア調査について

調査 1

愛知県の450件のデイサービス、デイケア、訪問看護ステーション、訪問介護ステーションにフットケアについての認識と知識・実践力に関する調査を依頼しました。46件から回答があり、最終的に35件の事業所232名の看護・介護職員さんから質問回答のご協力をいただきました。

調査 2

21か所の居宅サービス事業所(デイサービス、デイケア、訪問看護ステーション)をフットケアプログラムをやっていただくグループと通常のケアのみを行うグループに分けて、どのような効果があったかについて調査しました。

調査 3

利用者様の足がどのように変化したかを検討しました。

調査 4

176名の利用者様の足を観察、測定し、足の状態の実態を把握しました。

各調査の詳細は省きますが、
調査１のフットケアの認識に関するアンケートでは、看護・介護職員さんは、足の
観察やフットケアの学びに関心が高いにもかかわらず、時間の確保が難しい、時間
がない、学びの機会が少ないなどの実態がわかりました。

調査２では、一定期間の間に、デイサービス、デイケアには、職員さんに、フットケアノー
ト、動画、ワンポイントカードを提供し、活用していただきました。利用者さんの足を一
緒にケアしました。

参加されたデイサービスの体験をご紹介します。

◆デイサービスでは写真①のように、利用者さんが丸く円になって足を運動するような運
　動を開始されていました。紙芝居も適宜使っていただきました。

◆デイサービスＢでは、法人合同の学習会で、パワーポイントを用いてフットケアに関
　する発表をされました。

◆デイサービスＣでは、利用者様を対象に足指の運動を取り入れるようになりました。
　その結果、利用者さんから、歩行が安定した、歩きやすくなったとの声があったという
　ことでした。

写真①

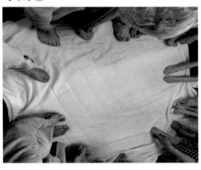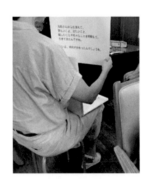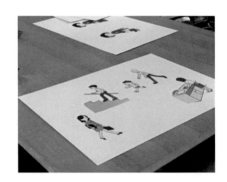

2019 年に実施した調査では、ケアの最前線の現場で活躍されている看護・介護職員さん 232 人のうち、80％以上の方が足の観察やケアに関心があると回答し、71％以上の方が足のケアについてもっと知りたいと回答されていました。

足の観察やケアへの関心

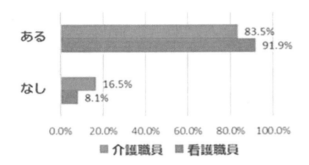

足のケアについてもっと学びたい

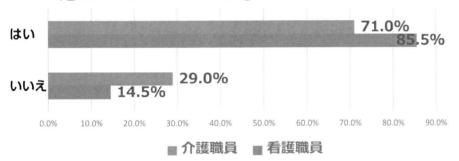

調査結果では、他の業務が忙しいため、足のケアにかける時間がないという現状がわかりました。実際、1 日にどれくらいの方をケアしているかという質問に対して、介護職員さんでは平均 11 人から 12 人という回答が一番多くみられました。

足のケアは充分な知識や、技術を身に着けるためには一定の時間が必要です。看護や介護を養成する学校では、フットケアに関する十分な教育をしないのが現状です。十分な知識や技術をもてば、少しずつ足のケアをするための自信をつけることができます。

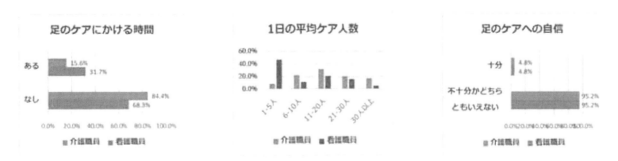

地域で働く看護職員さんと介護職員さんに足の観察やケアの知識はどこで取得したかという設問に回答していただきました。看護職員は31％、介護職員は14.5％の方が、職場で講習を受けた、看護職員は25.9％、介護職員は13.3％は職場以外で講習を受けたと回答されました。一方、フットケアのマニュアルが必要であると回答した方は、75％以上でした。

地域で働く看護・介護職員さんの多くがフットケアの知識と技術を学べるような教育環境を整えていくことが、社会全体の取り組みとして必要です。

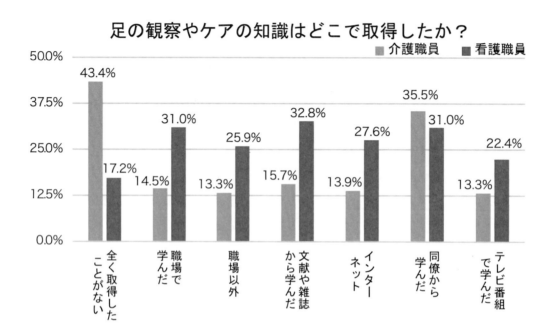

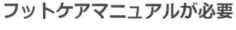

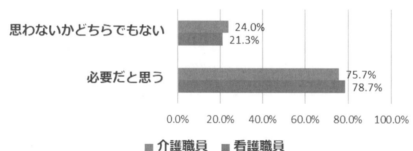

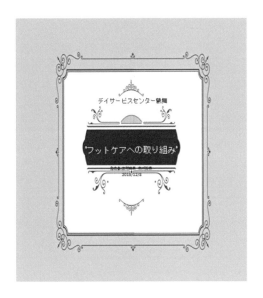
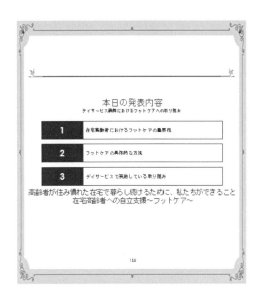
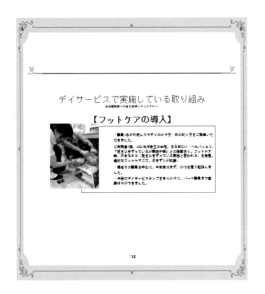
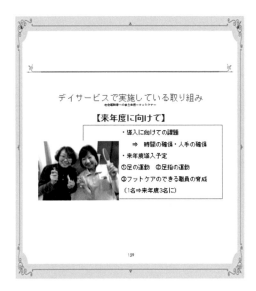

デイサービス鶴舞の介護職員さんから以下のメッセージをいただきました！とても素敵な発表をされました。

　デイサービスセンター鶴舞は各事業所が集まる学習会で、フットケアの取り組みを発表しました。内容は、①在宅高齢者におけるフットケアの重要性、②フットケアの具体的な方法、③デイサービスで実施している取り組みについてです。きっかけは、藤井先生からのアンケート依頼でした。説明と紙芝居等でフットケアの重要性を学びました。フットケアの重要性は、フットケアのニーズ、足病変を起こす疾患、足は第2の心臓について、フットケアの具体的な方法としては、足の病変の色を観察する、爪病変、座りすぎ時間が長いことによるリスク、乾燥とケアと角質ケア、足裏の角質ケア（削るケア、削らないケア）、正しい爪の切り方、足の5種類の運動、足指体操について発表しました。最後に、デイサービスで実施している取り組みとしてフットケアの導入の様子と来年度に向けての課題について発表をしました。

付 録

口腔・のどのケア

飲み込む力は、生きる力！！
歩くスピードが遅れれば、のどの筋力も落ちる！
だから足の総合的ケア（運動とフットケア）が大切です！

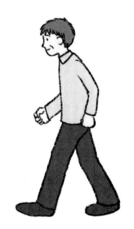

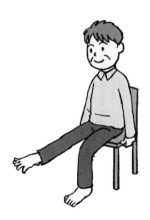

付録　口腔ケアとのどケア

　本書はフットケアを中心に記載されていますが、口腔ケアとのどケアについてもご紹介します。のどのケアという言葉は、本書の冒頭でもご紹介した大ベストセラー『肺炎がいやなら、のどを鍛えなさい』の著者である耳鼻咽喉科の西山耕一郎先生からお聞きしました。口腔ケアという言葉はよく聞きますが、のどのケアは重要にもかかわらず、まだ社会でよく知られていません。

　足という字の中に口という字も入っていますが、実は、口と足は密接な関係があるのです。歯周病と全身の健康との関係もよく知られています。

　ホームページをみると、フットケアを取り入れている歯科医師が増えています。
　それらの内容を見ますと、足裏の反射区と歯の痛みとの関係（Tokusengai.com）足指の変形と顎関節、口呼吸、低位舌、姿勢のゆがみの関係、姿勢とかみ合わせの関係など、足が口腔機能に影響すると考えて、治療に取り入れている歯科医師が多くいることがわかります。

　口腔ケアも大事ですが、忘れていけないのはのどのケアです。
　のどのケアはなぜ大切なのでしょうか口腔ケアだけでなく、咽頭と足の関係から、のどのケアも考えてみましょう

付録 口の働きとのどの働き

近年、口腔ケアの重要性が看護・介護の現場で注目されています。
誤嚥性肺炎とは、唾液や食べ物が気道に誤って入ってしまうことです。
実際には肺炎で亡くなる方が多いのです。

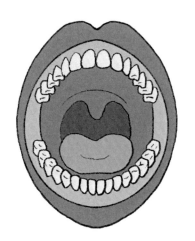

口腔には、主に5つの機能があります。

①食べる
②話をする
③呼吸する
④感覚器官で味覚など味わう
⑤表情をつくり、話しても、話さなくても他者とコミュ
　ケーションをとる

　一般社団法人日本訪問歯科協会 HP にはこのような記載があります
「大人の口の中には、300.700 種類の細菌が生息しているといわれます。歯をよく磨く人で
1,000.2,000 億個、あまり歯を磨かない人では 4,000.6,000 億個、さらにほとんど磨かない人
では1兆個もの細菌がすみ着いています」

https://www.houmonshika.org/oralcare/c109/

　口腔内には考えられないほどの数の細菌がいますね。

付録 口の働きとのどの働き

　口腔に加えてのどもとても大切な気管です。

　のどの大きな役割は

1．食べ物や飲み物を口から胃に送り込む。

2．空気を吸い込んだり吐き出したりする。

3．空気が通過する力を振動に代え，声帯を震わせて声を発する。

　のどは空気と食べ物の分かれ道になる大事な場所です。ふだんは食道は入り口の筋肉が閉じています。何か物を食べたり、飲んだりして飲み込むときには、のどの周囲の筋肉が働いて、のど仏が持ち上がり、喉頭蓋が後ろに倒れて気管の入り口が閉じます。ゴクリと飲んだ時に、のど仏が上がれば、気管はしっかり閉じています。

　加齢とともに、のどの周囲にある筋肉である喉頭挙上筋の筋肉が緩んでしまい、のど仏がうまく上がらなくなってしまうのです。

解剖図

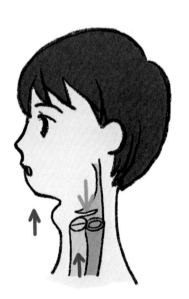
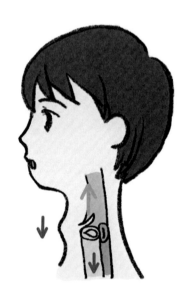

付録 口腔ケアについて

- 器質的口腔ケア（口の中を清潔に保つためのケア）
  歯磨きなどで、歯や、歯ぐき、舌、頬粘膜についている汚れを落とすこと。

- 機能的口腔ケア
  （口腔機能の低下を防ぐためのケア）
  口の中や口の周りの筋肉のマッサージや舌を動かしたり、飲み込む力を鍛える嚥下体操などを行うこと。

付録 口腔ケアで得られる効果

- 唾液の分泌を促すことにより虫歯や歯周病の予防につながる。
- 口腔内の機能が高まり、誤嚥性肺炎の予防につながる。
- 口腔機能を維持することで、食べる意欲が増し、はっきりとした発音ができるようになり、笑顔が多くなる。
- 頬粘膜や舌のケアを行い嚥下反射などを高める。

付録 のどケアについて－飲み込み力をつけるトレーニングをする

　詳細は、気管食道科専門医西山耕一郎先生著「肺炎がいやなら、のどを鍛えなさい」「誤嚥性肺炎にならない 35 の習慣」をお読みください。本書では、西山先生から了解を得て、その一部を紹介します。

のどケア：

①飲み込む力を増やすケア
　飲み込む筋力である喉頭挙上筋を鍛えるケア

②吐き出す力を増やすケア
　誤嚥しそうになっても気管から吐き出すことができるようにするケア

付録 のどケアで得られる効果

飲み込む筋力である喉頭挙上筋を鍛えれば、のど仏があがるようになり、喉頭蓋が後ろに倒れます。気管の入り口が閉じて、水や食べ物が入り込むのを防ぎます。

誤嚥しそうになっても、異物を吐き出す力がつけば、異物が肺に入ってしまうことを回避できます。

付録 口腔ケアを始める際 気をつけること

口の中を人に見られるのはだれもが抵抗あることです。
そのことを念頭に行うことを忘れてはいけません。

やってはいけないこと！

①いきなり口に触ること
②無理やり口を開けること
③嫌がることを無理強いしない

付録 いきなり口に触らない

　普段からやさしい声かけや接し方で、信頼関係を築いておくことが大切です。そのうえでできることを焦らず少しづつ始めましょう。

　初めから口には触りません。手のマッサージくらいから初めて、少しづつ口もとにちかづいていきましょう。

付録 口腔ケアのポイント　観察編

口腔内を観察する際のポイント

- 口の中が乾燥していないか
- 歯は何本あるか
- グラグラの歯はないか
- 虫歯の歯はないか
- 歯肉の腫れはないか
- 口内炎はないか
- 食べ残しがたくさん残っていないか
- 舌苔はついていないか
- 義歯は入っていないか

口腔内が乾燥している場合

水分を十分に含ませた口腔スポンジで口腔内を湿らす。
保湿ジェルなどを使ってまずは口腔内を保湿する（薄くまんべんなく塗布する）。
唾液が出るのを促す体操や頬のマッサージを行う（あいうべ体操など）。

舌苔は濡らしたスポンジブラシや、綿棒などを使って、優しく表面をなぞる程度にします。
正常な舌を傷つけてしまうので、無理やり削り取るようなことはやめましょう。

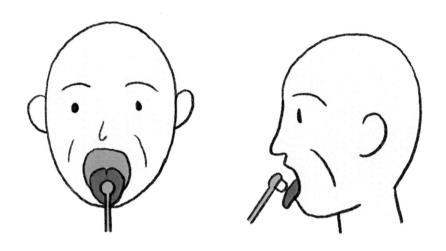

義歯が入っている場合

外した義歯は専用の義歯ブラシを用いて流水下で洗います。
落とすと割れてしまうので、下に布を敷いたり、洗面器に水を張っておきます。

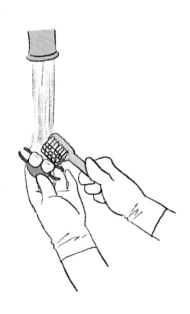

付録 口腔ケアのポイント　歯みがき編

歯ブラシの選び方

ブラシの大きさは「小さめ」

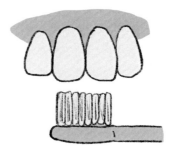

1度に歯が2本ずつ磨ける大きさ（指1本半〜2本くらい）
奥歯や歯並びの悪いブラシの届きにくいところは、ワンタフトブラシを使うと磨きやすい。

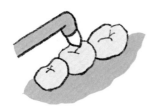 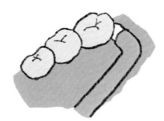

ブラシの毛の硬さは「柔らかめ」

歯と歯の間、歯と歯茎の間に毛が入っていく程度

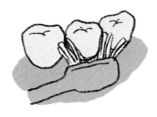

毛束の量は「少なめ」

毛束は2〜3列（汚れを落としやすく、乾燥もしやすいため）

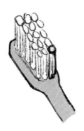

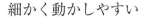 ブラシの柄は「まっすぐのもの」

細かく動かしやすい

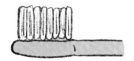

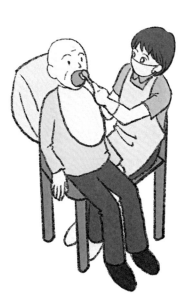

歯磨き剤は使用しなくてもよい

使用するときはほんの少量にする

☆歯を磨く時の注意事項☆

- 無理やり歯ブラシを突っ込まない
- 磨くところは歯と歯ぐきの境目
  （その部分に歯ブラシの毛先を当て、やさしくこする。）
- 毛先は移動しない。軽くゆする感じ。

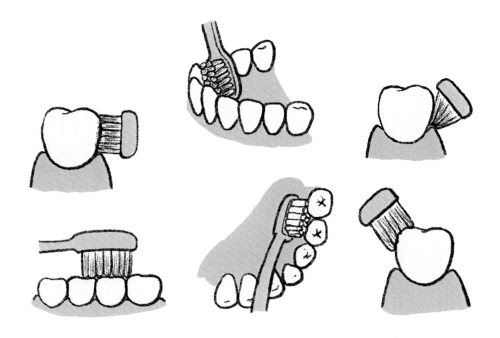

付録 唾液腺マッサージ

1セット5回から10回やってみましょう

耳下腺（じかせん）
耳たぶのやや前方　上の奥歯のあたり

耳下腺は最大の唾液腺です。上の奥歯のあたりのほほあたりを耳の前方に4本の指で優しく押します。後ろから前に向かってマッサージをします。5回×1〜2セット行ってみましょう。

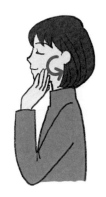

顎下腺（がっかせん）
あごの骨の内側の柔らかい部分

あごの骨の内側の柔らかい部分です。指をあて、耳の下からあごの先まで指の腹を使って優しく順番に押します。5回×1〜2セット行ってみましょう。

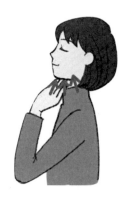

舌下腺（ぜっかせん）
あごの先のとがった部分の内側、舌の付け根にあります。

両手の親指の腹で下あごから舌を押し上げるように軽く押します。
5〜10回×1〜2セット行ってみましょう。

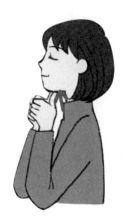

息を吸って口にものをいれます。飲み込むタイミングで、うなづくようにして頭を前にたおします。しっかりごっくん。
完全に飲み込んだら一度息を吐きます。ふーーー

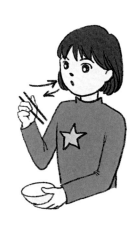

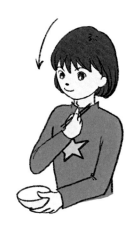

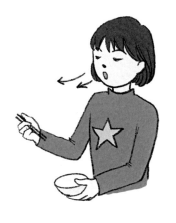

息を吸ってから
口に入れる

うなずき、
飲み込む

息を吐く

付録 顔と口の体操

まずはウォーミングアップ！人差し指、中指、薬指の
3本をつかって、顔、耳の周り、頭を軽くトントン叩
いてみましょう。1分くらいです。
トントントン

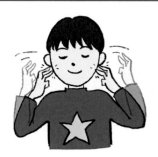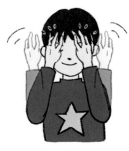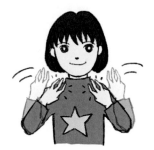

すごく酸っぱいものを食べたふりをします。目を
ギューッとつぶって口も閉じて、顔をしかめてみま
しょう。その次に、パッと目と口を開いてみましょう。
ギュー　ぱっ

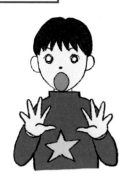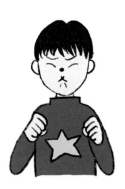

にっこり笑ってみましょう！おもしろくても、おもし
ろくなくても、やってみましょう。

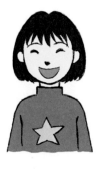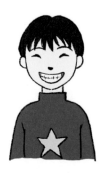

あいうべ体操をしてみましょう！

あ　い　う　べー

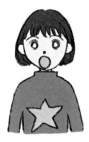 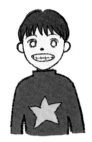 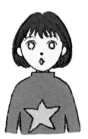 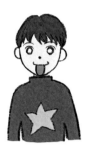

舌を動かしてみましょう！

舌をだすときはしっかり出して、ひっこめます。飲み
込みがよくなります。

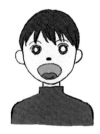 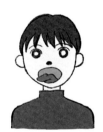 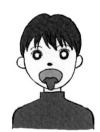 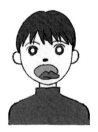

付録 のどの体操

心も体も健康で長生きするにはのみこむ力を維持することが大切です飲み込む力と吐き出す力をつけましょう。

のどは空気と食べ物の分かれ道です。食べ物が気管に入らないようにしている喉頭蓋という防波堤がしっかり閉じられるように、のどの筋肉トレーニングをしましょう。

①嚥下おでこ体操

おでこに手のひらの付け根部分がふくらんでいるところを当てて、上に向かって押します。

押している手をおでこに押し返すように首を前に倒します。のど仏があがっていることを意識して5秒キープ

（杉浦、藤本2008）

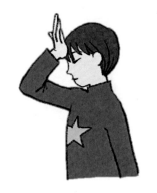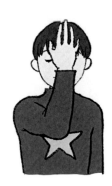

②ゴムボール運動

毎食前や空き時間に1セット10回1日3回以上

（Yoo WL2014）

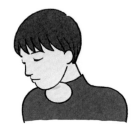

③あご持ち上げ嚥下体操

あごを下に向かって両手で握ってあごの下にあてる。下を向いて力いっぱいあごを引き、こぶしであごを上に押し戻すように力をいれます。のどに力がはいっていることを意識して5秒キープ（岩田2010）

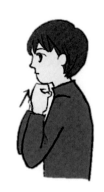

④のどEー体操

アルファベットのEを発音するように口を左右に広げていーーーとできるだけ長く発声します（西山2017）

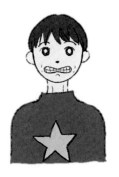

⑤発声のど仏スクワット

高音と低音を交互に発声します。できるだけ高低差を付けましょう。

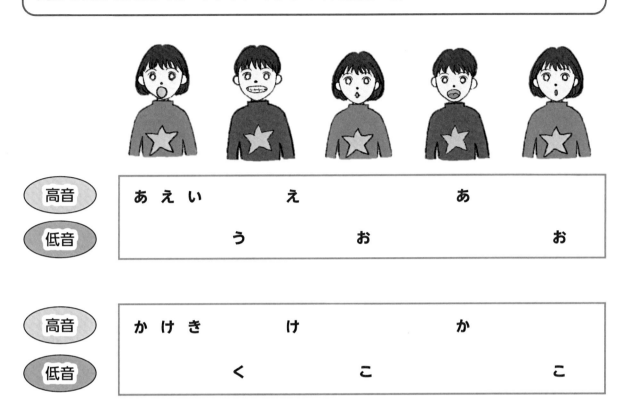

高音	あ え い	え	あ
低音	う	お	お

高音	か け き	け	か
低音	く	こ	こ

付録 呼吸の体操

まず、背筋をしっかりのばします。

口すぼめ呼吸をします。

横隔膜をしっかり動かす感じです。

鼻からゆっくり深く息をすいます。おなかが膨らんできます。

口をすぼめてゆっくり息を吐き切ります。肺の空気を全部出し切る感じ。

そのとき、お腹をへこませます。

はい、ゆっくりすって、すーーー吐きます。ふーーーー

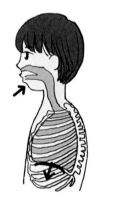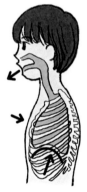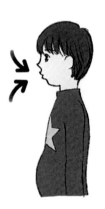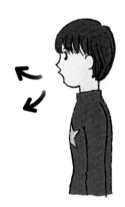

ウォーミングアップです。
人差し指、中指、薬指の３本指を使って、腕、肩をトントン叩いてみましょう。
★トントン　トントン

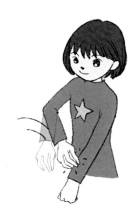
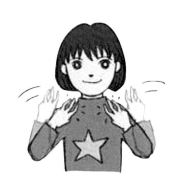

肩をゆっくりまわしてみましょう。

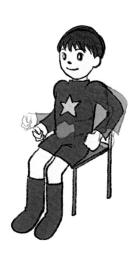

タオルを1枚つかって、タオル運動をしましょう。

1．背筋をしっかりのばして。

2．タオルを前後に動かします。それから左右に動かしてみましょう。

前後に1、2、1、2　　次は左右に1、2、1、2
4〜5セットがおすすめです。

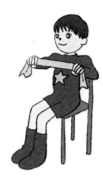 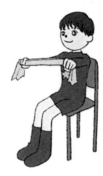 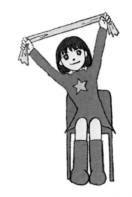 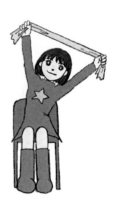

タオルを握ったまま前後に動かします。　　タオルを握ったまま左、右に動かします。

万歳体操をしましょう。

大きく声を出して、ばんざーい　ばんざーい

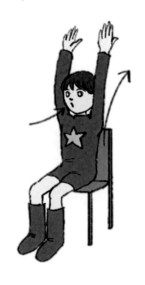 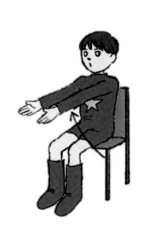

指の体操をしてみましょう。次の数字に合わせて指をだします。数字は自分で変えても大丈夫です。

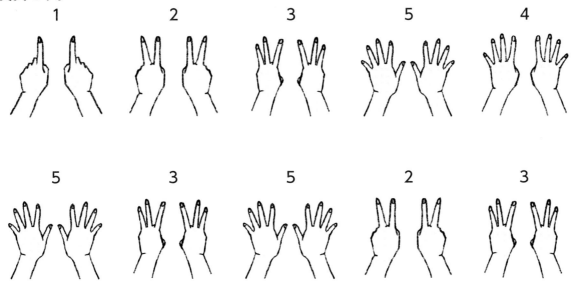

グー、チョキ、パーをやってみましょう。

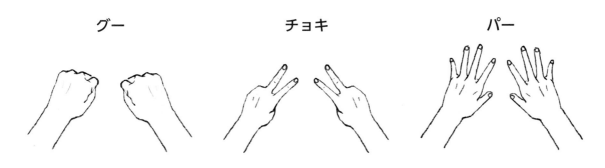

謝辞

本書の作成にあたり以下の方々に御指導御協力を頂きました。
心より御礼申し上げます。（順不同）

一般社団法人　日本フットケアフスフレーゲスクール理事長　　　山道いずみ様
豊橋ハートセンター　　　　　　　　　　　　　　　　　　　　　菰田拓之様
西山耳鼻咽喉科　　　　　　　　　　　　　　　　　　　　　　　西山耕一郎様
修文大学　　　　　　　　　　　　　　　　　　　　　　　　　　前川厚子様
畿央大学　　　　　　　　　　　　　　　　　　　　　　　　　　福本貴彦様
イラストレーター　　　　　　　　　　　　　　　　　　　　　　野田文子様
デイサービス鶴舞　　　　　　廣田雅子様　　友村晴美様　　衣川裕美様
歯科衛生士　　　　　　　　　　　　　　　　　　　　　　　　　水野雅代様
編集協力　　　　　　　　　　　　　　　　　　　　　　　　　　塩田美津子様

参考文献（一部です）

井原秀俊，吉田拓也，高柳清美，三輪恵，濱田哲郎，石橋敏郎，高山正伸(1995)．足指・足底訓練が筋力・筋反応・バランス能に及ぼす効果．日本整形外科スポーツ医学会雑誌，15(2)．

岩田義弘，寺島万成，長島圭士郎，服部忠夫，堀部晴司，岡田達佳，櫻井一生，内藤健晴，大山俊廣，門山浩，戸田均．(2010)．高齢者に対する頸部等尺性収縮手技(chin push-pull maneuver)による嚥下訓練．耳鼻と臨床，56(Suppl. 2)，S195-S201．

大西山大，前川厚子，堤寛(2016)．高齢者介護における皮膚裂傷(skin tear)の現状と実態．医学のあゆみ，257(11)，1174-1178．

貝原益軒，松田道夫 訳(2001)．養生訓．中央公論新社．

厚生労働省　令和2年(2020)人口動態統計（改定数）の概要 https://www.mhlw.go.jp/toukei/saikin/hw/jinkou/kakutei20/dl/10_h6.pdf

杉浦淳子，藤本保志，安藤篤，下田伊津子，中島務．(2008)．頭頸部腫瘍術後の喉頭挙上不良を伴う嚥下障害例に対する徒手的頸部筋力増強訓練の効果．日本摂食嚥下リハビリテーション学会雑誌，12(1)，69-74．

瀬戸奈津子，和田幹子(2008)．コメディカルコーナー・原著 我が国のフットケアの現状と課題 ― 社団法人日本糖尿病学会認定教育施設の実態調査より―．糖尿病，51(4)，347-356．

仙石真由美(2017)．多職種介入によるチームアプローチ．日本フットケア学会(編)，フットケアと足病変治療ガイドブック．pp277-279，医学書院．

相馬正之，五十嵐健文，工藤渉，中江秀幸，安彦鉄平(2012)．足指把持力トレーニングがFunctional reach testや最大1歩幅，歩行能力に与える影響について．ヘルスプロモーション理学療法研究，2(2)，59-63．

大徳真珠子，江川隆子，藤原優子，奥宮暁子(2007)．糖尿病患者のセルフケア行動に対するフットケア介入の検討．糖尿病，50(2)，163-172．

糖尿病ネットワーク AAA 3分間足病チェック．http://www.dm-net.co.jp/footcare/aaa-checksheet/ (検索日 2018年12月10日)

日本循環器学会 / 日本血管外科学会合同ガイドライン．2022年改訂版　末梢動脈疾患ガイドライン https://www.j-circ.or.jp/cms/wp-content/uploads/2022/03/JCS2022_Azuma.pdf

西山耕一郎，杉本良介，戎本浩史(2014)．嚥下機能と体力関連の検討．嚥下医学：日本嚥下医学会学会誌，3(1)，67-74．

西山耕一郎(2019)．嚥下障害の診断と治療―外来における対応法―．日本耳鼻咽喉科学会会報，122(6)，868-876．

西山耕一郎(2020)．日常的な摂食嚥下訓練：病態に対応した訓練法，Nutrition Care 13(9)，22．

西山耕一郎(2021)．耳鼻咽喉科医による在宅医療の実際―実践的な在宅嚥下障害医療―．日本耳鼻咽喉科学会会報，124(6)，918-921．

平野重誠，小曽戸洋 監修，中村篤彦 監訳(2006)．病家須知．農山漁村文化協会．

姫野稔子(2009)．在宅高齢者の介護予防に向けたフットケア介入モデルの検討(博士論文)，広島大学大学院保健学研究科保健学．https://ir.lib.hiroshima-u.ac.jp/ja/00031675

藤井かし子(2021)．地域在宅高齢者のフットケア施行に伴うリスク対策について．日本フットケア・足病医学会誌 2(1)，27-31．

本多容子，阿曽洋子，伊部亜希，田丸朋子，木村静，徳重あつ子，鈴木みゆき，細見明代(2010)．在宅

女性高齢者に対する「転倒予防ケア」としての足浴の有効性の検討. 日本看護研究学会雑誌, 33(5), 55-63.

三石清子, 宮地文子, 高橋勝貞, 依田典子, 友松崇悟(2013). 長野県東信地域の通所施設における高齢者の足のトラブルに関する実態調査. 佐久大学看護研究雑誌, 5(1), 21-29.

村田健児, 金村尚彦, 国分貴徳, 松本純一, 藤野努, 高柳清美(2014). ラット棘上筋腱の加齢変化と運動が血管内皮細胞増殖因子に与える影響. 理学療法 ― 臨床・研究・教育, 21(1), 12-15.

村田伸(2003). 足把持力に影響を及ぼす因子と足把持力の予測. 理学療法科学, 18(4), 207-212.

村田伸(2004). 開眼片足立ち位での重心動揺と足部機能との関連 ―― 健常女性を対象とした検討 ――. 理学療法科学, 19(3), 245-249.

村田伸, 津田彰, 稲谷ふみ枝, 田中芳幸(2005). 在宅障害高齢者の転倒に影響を及ぼす身体及び認知的要因. 理学療法学, 32(2), 88-95

村田伸, 安彦鉄平, 中野英樹, 阪本昌志, 松尾大, 川口道生, 須合洋次, 松井宏彰(2017). 浮き趾と足趾機能ならびに静的・動的バランスとの関係. Japanese Journal of Health Promotion and Physical

山下和彦(2004). 高齢者の足部 足爪異常による転倒への影響. 電学論C, 124(10), 1-7.

山下和彦, 斎藤正男(2002). 高齢者転倒防止能力の足指間圧力計測による推定. 計測自動制御学会論文集, 38(11), 952-957.

山道いずみ(2005). いずみ式フスフレーゲ. 現代書林.

渡邊亜梨珠, 表志津子, 平松知子, 斉藤恵美子(2015). セルフケアを目的とした高齢者の足の手入れプログラムの開発. 金沢大学つるま保健学会誌, 39(1), 129-132.

渡辺芳子(2008). 末梢動脈疾患（PDA）: 診断と治療. 日本内科学会, 97(2).293-298.

Abdullah, L., & Abbas, O. (2011). Common nail changes and disorders in older people: diagnosis and management. *Canadian Family Physician Medecin de Famille Canadien*, 57(2), 173-181.

Ahmad Sharoni, S. K., Abdul Rahman, H. A., Minhat, H. S., Shariff-Ghazali, S., & Azman Ong, M. H. (2018). The effects of self-efficacy enhancing program on foot self-care behaviour of older adults with diabetes: a randomised controlled trial in elderly care facility, Peninsular Malaysia. *Plos One*, 13(3), e0192417. 206
https://doi.org/10.1371/journal.pone.0192417

Awale, A., Dufour, A. B., Katz, P., Menz, H. B., & Hannan, M. T. (2016). Link between foot pain severity and prevalence of depressive symptoms. *Arthritis Care and Research*, 68(6), 871-876. https://doi.org/10.1002/acr.22779

Campbell, J. A., Patterson, A., Gregory, D., Milns, D., Turner, W., White, D., ... Cooke, M. (2002). What happens when older people are discharged from NHS Podiatry Services? *The Foot*, 12(1), 32-42. https://doi.org/10.1054/foot.2001.0725

Campbell, J. A. (2006). Characteristics of the foot health of "low risk" older people: A principal components analysis of foot health measures. *The Foot*, 16(1), 44-50. https://doi.org/10.1016/j.foot.2005.11.004

Dawson, J., Thorogood, M., Marks, S. A., Juszczak, E., Dodd, C., Lavis, G., & Fitzpatrick, R. (2002). The prevalence of foot problems in older women: a cause for concern. *Journal of Public Health Medicine*, 24(2), 77-84. https://doi.org/10.1093/pubmed/24.2.77

Dunn, J. E., Link, C. L., Felson, D. T., Crincoli, M. G., Keysor, J. J., & McKinlay, J. B. (2004). Prevalence of foot and ankle conditions in a multiethnic community sample of older adults.

American Journal of Epidemiology, 159(5), 491-498. https://doi.org/10.1093/aje/kwh071

Inlow, S. (2004). 60-second foot exam for people with diabetes. *Journal of Wound Care Canada*, 2, 10-11.

Diaz, K. M., Howard, V. J., Hutto, B., Colabianchi, N., Vena, J. E., Safford, M. M., Blair, S. N., & Hooker, S. P. (2017). Patterns of Sedentary Behavior and Mortality in U.S. Middle-Aged and Older Adults: A National Cohort Study. *Annals of internal medicine*, 167(7), 465–475. https://doi.org/10.7326/M17-0212

López-López, D., García-Mira, R., Palomo-López, P., Sánchez-Gómez, R., Ramos-Galván, J., Tovaruela-Carrión, N., & García-Sánchez, M. (2017). Attitude and knowledge about foot health: a spanish view. *Revista Latino-Americana de Enfermagem*, 25, e2855. https://doi.org/10.1590/1518-8345.1643.2855

McDonald,A, Shah, A, Wallace C W (2013) .Diabetic foot education and Inlow's 60-second foot screen. *Diabetic Foot Can*, 1, 18-22.

Menz, H. B., & Lord, S. R. (2001). The contribution of foot problems to mobility impairment and falls in community-dwelling older people. *Journal of the American Geriatrics Society*, 49(12), 1651-1656. https://doi.org/10.1111/j.1532-5415.2001.49275.x

Menz, H. B., Dufour, A. B., Casey, V. A., Riskowski, J. L., McLean, R. R., Katz, P., & Hannan, M. T. (2013). Foot pain and mobility limitations in older adults: the Framingham Foot Study. *Journals of Gerontology. Series A, Biological Sciences and Medical Sciences*, 68(10), 1281-1285. https://doi.org/10.1093/gerona/glt048

Menz, H. B. (2016). Chronic foot pain in older people. *Maturitas*, 91, 110-114. https://doi.org/10.1016/j.maturitas.2016.06.011

Muchna, A., Najafi, B., Wendel, C. S., Schwenk, M., Armstrong, D. G., & Mohler, J. (2018). Foot problems in older adults: Associations with incident falls, frailty syndrome, and sensor-derived gait, balance, and physical activity measures. *Journal of the American Podiatric Medical Association*, 108(2), 126-139. https://doi.org/10.7547/15-186

Stolt, M., Suhonen, R., Puukka, P., Viitanen, M., Voutilainen, P., & Leino-Kilpi, H. (2012). Foot health and self-care activities of older people in home care. *Journal of Clinical Nursing*, 21(21-22), 3082-3095. https://doi.org/10.1111/j.1365-2702.2012.04223.x

Stolt, M., Suhonen, R., Puukka, P., Viitanen, M., Voutilainen, P., & Leino-Kilpi, H. (2013). Nurses' foot care activities in home health care. *Geriatric Nursing*, 34(6), 491-497. https://doi.org/10.1016/j.gerinurse.2013.08.003

Stolt, M., Suhonen, R., & Leino-Kilpi, H. (2017). Foot health in patients with rheumatoid arthritis-a scoping review. *Rheumatology International*, 37(9), 1413-1422. https://doi.org/10.1007/s00296-017-3699-0

厚生労働省　診療報酬の算定方法の一部を改正する件
　別表第1　医科診療報酬点数表　P210
　https://www.mhlw.go.jp/content/12404000/000907834.pdf
厚生労働省　診療報酬の算定方法の一部改正に伴う実施上の留意事項について（通知）
　別添1　医科診療報酬点数表に関する事項　P471
　https://www.mhlw.go.jp/content/12404000/000959231.pdf

上記の参考文献は一部です。

その他の開発した教材

紙芝居、DVD、ワンポイントカード、音付き絵本もあります。

紙芝居

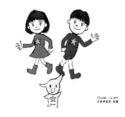

動画

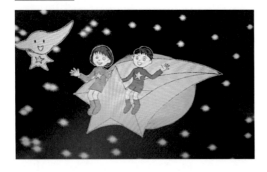

ワンポイントカード

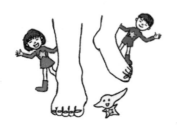

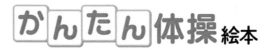

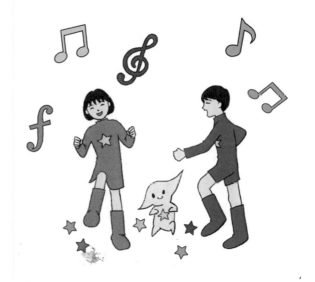

本研究はJSPS科研費22HP5170の助成を受けたものです。

フットケアの大切さがわかる！

地域で働く介護・看護職員のためのケア読本

2023 年 2 月 1 日発行

著　者　藤井　かし子

監　修　菰田　拓之

イラスト　野田　文子

発　行　所　株式会社 三恵社

〒462-0056　愛知県名古屋市北区中丸町 2-24-1

TEL.052-915-5211　　FAX.052-915-5019

ISBN 978-4-86693-748-9　C1036